Shams Ul Nisa
Tajinder Kaur Saggu
Sanarpalayam C. Selvamuthukumar

Lasers em medicina dentária

Shams Ul Nisa
Tajinder Kaur Saggu
Sanarpalayam C. Selvamuthukumar

Lasers em medicina dentária

Lasers em Odontologia - Uma atualização

ScienciaScripts

Imprint

Any brand names and product names mentioned in this book are subject to trademark, brand or patent protection and are trademarks or registered trademarks of their respective holders. The use of brand names, product names, common names, trade names, product descriptions etc. even without a particular marking in this work is in no way to be construed to mean that such names may be regarded as unrestricted in respect of trademark and brand protection legislation and could thus be used by anyone.

Cover image: www.ingimage.com

This book is a translation from the original published under ISBN 978-3-659-85913-7.

Publisher:
Sciencia Scripts
is a trademark of
Dodo Books Indian Ocean Ltd. and OmniScriptum S.R.L publishing group

120 High Road, East Finchley, London, N2 9ED, United Kingdom
Str. Armeneasca 28/1, office 1, Chisinau MD-2012, Republic of Moldova, Europe
Printed at: see last page
ISBN: 978-613-9-93803-2

ÍNDICE

CAPÍTULO 1

<u>INTRODUÇÃO</u>

A luz é utilizada como agente terapêutico há muitos séculos. Na Grécia antiga, o sol era utilizado na helioterapia, que consiste na exposição do corpo ao sol para restabelecer a saúde. Os chineses utilizavam o sol para tratar doenças como o raquitismo, o cancro da pele e até a psicose. Esta utilização da luz para o tratamento de várias patologias é designada **por fototerapia.** [th]Durante o início do século XX, os princípios físicos do laser começaram a ser compreendidos com a introdução da teoria quântica de **Neils Bohr (1913).**[65] Na viragem do século, **Albert Einstein** desenvolveu teorias essenciais para o laser, quase 60 anos antes da construção do primeiro laser, que mostrava fracos flashes de luz vermelha.[50] **Theodore Maimen (1960)**, da Hughes Aircraft Company, fabricou o primeiro laser. Utilizou o rubi como meio e o laser produziu impulsos de luz na região vermelha do espetro, a 694 nm. Em menos de um ano, os lasers comerciais estavam disponíveis.[50]

Laser é um acrónimo para LIGHT AMPLIFICATION BY STIMULATED EMISSION OF RADIATION (AMPLIFICAÇÃO DA LUZ POR EMISSÃO ESTIMULADA DE RADIAÇÃO).[32] Este acrónimo descreve o princípio de laserização. Há várias décadas, o laser era considerado como um raio da morte, a derradeira arma de destruição, algo que se encontraria numa história de ficção científica. Depois, os lasers foram desenvolvidos e utilizados, entre outros locais, nos espectáculos de luz. O feixe brilhava, apresentava cores puras, vibrantes e intensas. Atualmente, os lasers são utilizados em scanners de supermercado, em leitores de discos compactos e como ponteiro para um professor.[50] Os lasers vão desde os que são activados por gases naturais, elementos, moléculas ou cristais artificiais até aos que são utilizados para medir a distância à Lua. Têm sido utilizados para fins práticos numa vasta gama de indústrias, classificando-se entre as aplicações laser mais significativas as da medicina e da medicina dentária. Com a medicina dentária na era da alta tecnologia, temos a sorte de dispor de muitas inovações tecnológicas para melhorar o tratamento e o diagnóstico, incluindo câmaras de vídeo intra-orais, imagens de computador CAD-CAM e unidades de abrasão a ar. No entanto, nenhum instrumento é mais representativo do termo alta tecnologia do que o laser. Os procedimentos dentários realizados atualmente com o laser são tão eficazes que deveriam estabelecer um novo padrão de cuidados.[71]

Ao contrário de muitos campos da medicina e da cirurgia, em que o tratamento com laser representa uma única fonte de solução, na medicina dentária a utilização de um laser é considerada adjuvante na prestação de uma fase de gestão de tecidos conducente à realização de um procedimento completo em tecidos duros ou moles. O primeiro laser foi utilizado num dente extraído há 47 anos. A maioria dos doentes recua perante a ideia de uma broca de alta ou baixa velocidade e os que são expostos a uma cirurgia consideram que a hemorragia associada e as nódoas negras nos tecidos interferem com as funções normais de fala e alimentação. Grande parte do entusiasmo em torno da utilização do laser em medicina dentária tem-se centrado na possibilidade de encorajar a aceitação por parte dos doentes, evitando a dor e o desconforto pré e pós-operatórios. Os procedimentos a laser oferecem uma medicina dentária de alta qualidade e de vanguarda devido à nova modalidade de tratamento e à melhoria dos tratamentos tradicionais, com uma menor necessidade de anestesia durante o tratamento e uma grande redução ou ausência de dor pós-tratamento, tornando a experiência do doente mais fácil.[60]

Os instrumentos laser permitem um acesso fácil ao local anatómico e são capazes de ablação da lesão na proximidade de estruturas normais. O acesso é proporcionado por uma peça de mão e um sistema de aplicação que utiliza uma técnica sem contacto (livre) ou com contacto (ponta de contacto) e uma série de espelhos ou a condução de energia radiante através de uma fibra de quartzo flexível. As lesões na proximidade de tecido normal podem ser tratadas com uma destruição mínima das células normais adjacentes, uma vez que a precisão do laser com um tamanho de ponto focal extremamente pequeno provoca uma penetração mínima e a morte das células colaterais à incisão do laser.[11]

Os lasers são utilizados em várias disciplinas da medicina dentária, incluindo medicina oral e radiologia maxilofacial, prótese, periodontia, pedodontia, endodontia, implantologia, dentisteria cosmética e operatória e cirurgia oral e maxilofacial. Os lasers podem ser utilizados na deteção de cáries, na remoção de cáries incipientes, na polimerização de resinas compostas e no condicionamento do esmalte. Foram desenvolvidas versões mais recentes do laser para cortar o esmalte sem pôr em perigo a polpa. Assim, num futuro próximo, os lasers poderão substituir as brocas mecânicas na preparação das cavidades. Os lasers podem também ser utilizados em cirurgias periodontais, de implantes de fase II, pré-protésicas e endodônticas, para o tratamento de lesões vasculares e em terapia fotodinâmica. No tratamento de lesões pré-malignas, como a leucoplasia, o laser provou ser o tratamento de eleição. Os lasers também têm sido utilizados para a ressecção de carcinoma espinocelular T1 e T2 com resultados retumbantes e vantagens variadas em relação a outras modalidades de tratamento.

Para alguns procedimentos em medicina dentária, como a frenectomia da linha média do maxilar, os lasers são tão eficazes do ponto de vista clínico que deveriam tornar-se o estado da arte, tal como aconteceu em determinados procedimentos médicos. Independentemente do comprimento de onda utilizado, os lasers em medicina dentária oferecem uma variedade de vantagens. Como os lasers selam os vasos sanguíneos, oferecem um campo operatório seco, excelente visibilidade e tempo operatório reduzido. Para além disso, o laser sela os vasos linfáticos, o que resulta num inchaço mínimo no pós-operatório. Os lasers oferecem a capacidade de ultrapassar curvas e dobras na cavidade oral e podem vaporizar, cortar e coagular tecidos. Com a utilização de lasers, a dor é reduzida, provavelmente devido à selagem das fibras nervosas. As hipóteses de trauma mecânico são reduzidas, a cicatrização é mínima e raramente são necessárias suturas. Também provocam uma redução da contagem de bactérias. Para além destas vantagens, a maior vantagem do laser é a elevada taxa de aceitação por parte dos doentes.[60]

O futuro dos lasers dentários é risonho. Algumas das mais recentes investigações em curso abordam a utilização de lasers dentários para regeneração guiada de tecidos, fixação de tecido conjuntivo e soldadura de tecidos.[60] Quando utilizados de forma eficaz e ética, os lasers são uma modalidade de tratamento excecional para muitas doenças que os dentistas ou especialistas em medicina dentária tratam diariamente.

A decisão de incluir os lasers nos cuidados dentários quotidianos dependerá não só de considerações financeiras, mas também da forma como a sua utilização pode aumentar a rentabilidade da clínica. O fator mais importante na tomada dessa decisão será a compreensão da forma como os comprimentos de onda do laser interagem com os tecidos orais, juntamente com uma apreciação da forma como essa utilização pode melhorar a gestão dos doentes.[65] Os lasers dentários oferecem ao dentista não só uma janela, mas também uma porta para estas áreas de alta tecnologia, gratificantes e potencialmente lucrativas.[60] Os recentes avanços na tecnologia laser e a investigação sobre o seu potencial prepararam o terreno para uma revolução na prática dentária.

CAPÍTULO 2

REVISÃO DA LITERATURA

A utilização mais antiga da fotoquimioterapia ou a utilização de um fotossensibilizador exógeno para absorver a luz e produzir um efeito terapêutico remonta a 1400 a.C. Os índios utilizavam um medicamento chamado psoraleno, obtido a partir de plantas, para tratar o vitiligo. Era preparada uma loção que era aplicada na pele, que era depois exposta à luz solar. Os egípcios também utilizavam os psoralenos para tratar doenças de pele. A luz é utilizada como agente terapêutico há muitos séculos. Na Grécia antiga, o sol era utilizado na helioterapia, ou seja, a exposição do corpo ao sol para o restabelecimento da saúde.[60]

O princípio físico do laser começou a ser concretizado com a introdução da teoria quântica de **Neils Bohr (1913)**. **Albert Einstein (1917)** publicou o artigo "Zur *Quantum Theorie der Stralung"* (A Teoria Quântica da Radiação).[10] Para explicar o efeito fotoelétrico, Einstein partiu do princípio de que um fotão podia penetrar na matéria, onde colidiria com um átomo. Como todos os átomos têm electrões, um eletrão seria ejectado do átomo pela energia do fotão com grande velocidade. Previu também que quando existe inversão de população entre os níveis de energia superiores e inferiores dos sistemas atómicos, é possível realizar radiação estimulada amplificada, que é a luz laser. A emissão de radiação electromagnética estimulada tem a mesma frequência (comprimento de onda) e fase (coerência) que a radiação incidente.[65]

Charles Townes (1953), em experiências com micro-ondas, produziu um dispositivo que permitia amplificar esta radiação fazendo-a passar por gás amoníaco. Este foi o primeiro **MASER** (amplificação de micro-ondas por emissão estimulada de radiação) e foi desenvolvido como auxiliar dos sistemas de comunicação e de cronometragem (o "relógio atómico"). Percebeu-se que apenas uma fração da energia incidente era convertida em energia maser, sendo a maior emissão sob a forma de calor; a potência de saída dos primeiros masers era da ordem de alguns micro-watts.[65]

Townes e Schawlow (1958) examinaram os princípios do maser, que acabaram por ser utilizados para a conversão da energia luminosa utilizando a luz das partes visível e infravermelha do espetro eletromagnético. Esta análise introduziu os princípios da amplificação da luz através da radiação de emissão estimulada ou laser.[10]

Theodore Maimen (1960) estimulou com êxito os cristais de rubi a produzirem luz vermelha com um comprimento de onda de 0,69 nm, tendo assim sido desenvolvido o primeiro laser.[51] No espaço de um ano, o oftalmologista utilizou este dispositivo para fotocoagulação. **Snitzer (1961)** desenvolveu o segundo laser, que era um laser de neodímio.[10]

Ralph H Stern e Reidar F Sognnaes (1964) iniciaram a investigação sobre o laser dentário na Faculdade de Medicina Dentária da Universidade da Califórnia em Los Angeles e relataram o desenvolvimento de crateras e a fusão vítrea do esmalte e a penetração e carbonização da dentina após um único impulso de milissegundos de laser de rubi com 500 a 2000 J/cm .[2]

Townes, Basov e Prokhrov (1964) foram galardoados com o Prémio Nobel pelo desenvolvimento do laser.[60] **Bridges (1964) e Geusic (1964)** desenvolveram o laser de árgon de onda contínua e o laser de Nd:YAG, respetivamente.[71] Este laser de gás de onda contínua de 488 nm (azul esverdeado) era fácil de controlar e a sua elevada absorção pela hemoglobina tornava-o adequado para a cirurgia da retina; em breve, estavam disponíveis sistemas clínicos para o tratamento de doenças da retina.[65] **Patel (1964)** desenvolveu o laser de dióxido de carbono e operou nos Bell Laboratories.[10]

Taylor et al (1965) foram os primeiros a relatar os efeitos histológicos do laser de rubi na polpa dentária. Observaram extensa necrose hemorrágica e rutura da camada odontoblástica nos incisivos de animais de laboratório, que foram expostos a um pulso de 3 milissegundos de um laser de rubi com uma intensidade de 35 a 55 J. Também foram registados danos nos dentes adjacentes e nas estruturas circundantes em resultado da dispersão do raio laser.[92]

O Dr. Leon Goldman (1965), um dermatologista, foi o primeiro a relatar a utilização do laser num dente humano vital. Enquanto experimentava a remoção de tatuagens utilizando o laser de rubi, focou dois impulsos de luz vermelha num dente do seu irmão dentista, o que resultou numa fissuração indolor do esmalte. Assim, o primeiro dentista a laser foi um médico e o primeiro doente a laser foi um dentista.[19]

Polanyi (1965) foi o primeiro a efetuar uma intervenção cirúrgica com laser de dióxido de carbono. **Yahr e Scully (1966)** identificaram e documentaram as propriedades específicas de corte e hemostáticas do raio laser de dióxido de carbono em funcionamento contínuo.[10] **Adrian (1971)** confirmou a extensa lesão e destruição pulpar com o laser de rubi, mesmo com níveis de potência muito reduzidos.[2] Em experiências conduzidas por **Stern (1974)**, observou-se que, sob parâmetros específicos de exposição ao laser de rubi, ocorreu um aumento da resistência à penetração do ácido no esmalte, sugerindo um possível papel do laser na prevenção de cáries.[60]

Yamamoto et al (1974), da Faculdade de Medicina Dentária da Universidade de Tohoku, foi o primeiro a relatar a aplicação dentária do laser de neodímio a tecidos orais vitais em animais experimentais. Numa série de experiências, determinaram que o laser Nd:YAG era uma ferramenta eficaz para inibir a formação de cáries incipientes tanto in vitro como in vivo.[60]

Shafir (1977), um cirurgião plástico e reconstrutivo, foi o primeiro a aplicar o laser na cirurgia buco-maxilo-facial, excisando um hemangioma bucal num rapaz de 8 anos.[10]

No início da década de 1980, ficaram disponíveis lasers mais pequenos mas mais potentes. A maioria destes sistemas eram lasers de CO2 utilizados para cortar e vaporizar tecidos e lasers de árgon para utilização oftálmica. Estes lasers de "segunda geração" eram todos sistemas de onda contínua que tendem a causar lesões térmicas não selectivas e a sua utilização adequada exigia uma longa "curva de aprendizagem" e cirurgiões laser experientes.[65]

O Dr. Terry Myers e o Dr. William (década de 1980), um oftalmologista, realizaram experiências para remover cáries incipientes. Pouco depois, iniciou-se o desenvolvimento de um verdadeiro laser dentário. O D-lase 300 foi o primeiro verdadeiro sistema de laser dentário concebido especificamente para aplicação dentária. **Melcer et al (1984)**, ativamente envolvidos na aplicação clínica do laser de dióxido de carbono para a vaporização de cáries, relataram o tratamento bem sucedido de mais de 1.000 pacientes em ensaios clínicos de remoção de cáries.[60]

Frame e Fisher (1984), de Inglaterra, apresentaram vários trabalhos sobre o tratamento de lesões orais benignas e pré-malignas utilizando o laser de dióxido de carbono.[60] **Frame, Pecaro e Pick (1985)** foram os primeiros a utilizar o laser de dióxido de carbono em lesões dos tecidos moles orais e em procedimentos periodontais.[19] **Melcer et al (1987)** concluíram ainda que o laser de dióxido de carbono podia induzir a formação de dentina secundária e a esterilização da dentina e da polpa exposta.[60]

A **Food and Drug Administration (1987)** concedeu a aprovação de comercialização para utilização de laser em cirurgia oral à Pfizer Laser Company para um sistema de laser de dióxido de carbono portátil de 10 W. Em 1989, após a aprovação das autorizações de comercialização pela Divisão de Dispositivos Médicos da Food and Drug Administration nos Estados Unidos, grupos de dentistas especialistas em laser juntaram-se para formar clubes de estudo locais, sociedades e organizações diversas com o objetivo de recolher e partilhar informações relacionadas com a sua utilização.[60] Outro grande avanço foi a introdução de dispositivos de digitalização no início da década de 1990, permitindo um controlo computorizado preciso dos feixes de laser. Os lasers digitalizados e pulsados revolucionaram a prática da cirurgia plástica e cosmética, tornando possível o re-surfacing a laser seguro e consistente, bem como aumentando a sensibilização do público para a medicina e cirurgia a laser.[65]

CAPÍTULO 3

<u>FÍSICA DE LASER</u>

O laser é um dispositivo que converte energia eléctrica ou química em energia luminosa. Ao contrário da luz normal, que é emitida espontaneamente por átomos ou moléculas excitados, a luz emitida pelo laser ocorre quando um átomo ou molécula retém o excesso de energia até ser estimulado a emiti-la. Toda a radiação emitida pelo laser, incluindo a luz visível e a invisível, é geralmente designada por radiação electromagnética (Fig. 1).[18]

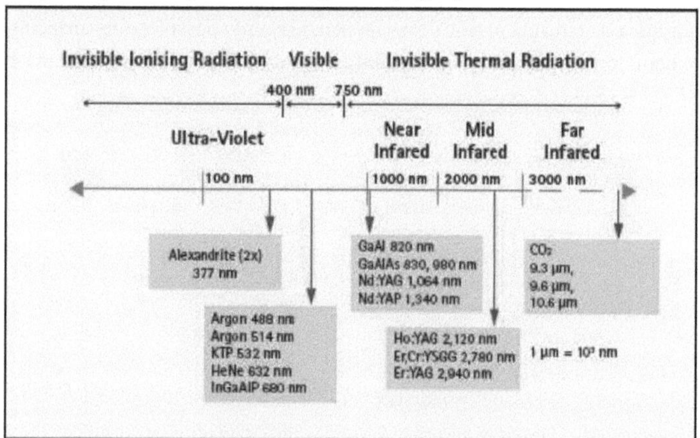

Fig 1: Espectro eletromagnético e comprimentos de onda do laser dentário

A radiação electromagnética é o movimento da energia através do espaço como uma combinação de campos eléctricos e magnéticos. É gerada quando a velocidade de uma partícula eletricamente carregada é alterada. Os raios gama, os raios X, os raios ultravioleta, a luz visível, a radiação infravermelha, as micro-ondas e as ondas de rádio são exemplos de radiação electromagnética. Os tipos de radiação neste espetro são ionizantes ou não ionizantes, dependendo da sua energia. Se a energia associada à radiação for suficiente para remover os electrões orbitais dos átomos da matéria irradiada, a radiação é ionizante. Todas as ondas electromagnéticas viajam à velocidade da luz (3×10^8 m/s) no vácuo e têm as propriedades de comprimento de onda e frequência.[102]

O conceito de emissão estimulada de luz foi proposto pela primeira vez por **Albert Einstein (1917)**. Ele descreveu três processos distantes que são a absorção, a emissão espontânea e a emissão estimulada. Ele viu a luz como um complexo de feixes de energia e ondas. Os vários fotões são organizados num espetro eletromagnético de acordo com o seu comprimento de onda. O comprimento de onda é a distância entre duas cristas sucessivas de fotões que é medida em unidades de Armstrong que determinam a cor da luz visível.

Um laser é constituído por um meio de iluminação contido numa cavidade ótica, com uma fonte externa para manter a inversão de população, de modo a que a emissão estimulada de um comprimento de onda específico possa ocorrer, produzindo um feixe de luz monocromático, colimado e coerente (Fig. 2).[18,19]

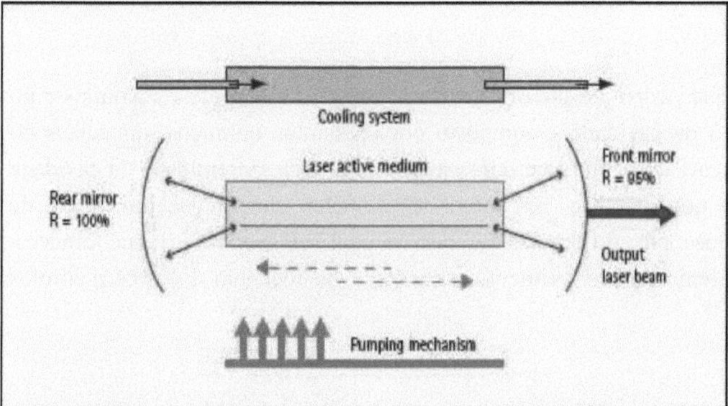

Fig 2: Diagrama esquemático de uma cavidade laser típica. Os fotões são reflectidos para trás e
para a frente, aumentando os níveis de energia dos átomos do meio ativo

A palavra laser é um acrónimo de Light Amplification by Stimulated Emission of Radiation (Amplificação da luz por emissão estimulada de radiação). Uma breve descrição de cada uma destas cinco palavras começa a explicar as qualidades únicas do instrumento laser e, por sua vez, torna-se a base para uma maior elaboração das utilizações dos lasers em medicina dentária.

3.1 Luz

A luz é uma forma de energia electromagnética que viaja através de ondas a uma velocidade constante de $3x10^8$. A unidade básica desta energia radiante é designada por fotão ou partícula de luz. Uma onda de fotões pode ser definida por duas propriedades básicas. A primeira é a amplitude, que é definida como a altura total da oscilação da onda, desde o topo do pico até à base. Esta é uma medida da quantidade de energia na onda; quanto maior a

quanto maior a amplitude, maior a quantidade de energia que pode realizar trabalho útil. A segunda propriedade de uma onda é o comprimento de onda, que é a distância entre quaisquer dois pontos correspondentes na onda. Esta é uma medida do tamanho físico, que é importante no que diz respeito à forma como a luz laser é enviada para o local da cirurgia e à forma como reage com o tecido.

O comprimento de onda é medido em metros; as unidades mais pequenas desta medida são os microns (10^{-6} m) ou os nanómetros (10^{-9}). Uma propriedade das ondas que está relacionada com o comprimento de onda é a frequência, que é a medida do número de oscilações da onda por segundo. A frequência é inversamente proporcional ao comprimento de onda, ou seja, quanto menor for o comprimento de onda, maior será a frequência e vice-versa. A luz laser tem uma cor específica; uma propriedade chamada monocromatismo. A precisão do feixe monocromático deve-se a duas caraterísticas adicionais que são a colimação e a coerência. Um laser produz um feixe monocromático (embora por vezes invisível), colimado e coerente de energia luminosa que pode realizar o trabalho de concretização do objetivo do tratamento.[19]

3.2 Amplificação

Faz parte do processo que ocorre no interior do laser. Uma cavidade ótica encontra-se no centro do dispositivo. O núcleo da cavidade é composto por elementos químicos, moléculas ou compostos e é designado por meio ativo. Existem dois espelhos em cada extremidade da cavidade ótica, colocados paralelamente um ao outro. Em torno deste núcleo encontra-se uma fonte de excitação, um dispositivo estroboscópico de lâmpada de flash ou uma bobina eléctrica, que fornece a energia ao meio ativo. Um sistema de arrefecimento, uma lente de focagem e outros controlos completam o suporte mecânico.[18]

3.3 Emissão estimulada

O termo emissão estimulada de radiação baseia-se na teoria quântica da física, introduzida pela primeira vez pelo físico alemão **Max Planck** e posteriormente conceptualizada como estando relacionada com a arquitetura atómica pelo físico dinamarquês **Bohr**. Um fotão é libertado depois de um átomo que absorveu energia a ter libertado. Este fenómeno é designado por emissão espontânea. Einstein utilizou este conceito e teorizou ainda que um quantum adicional de energia pode ser absorvido pelo átomo já energizado, o que resultaria na libertação de dois fotões, viajando como uma onda coerente (Fig. 3).

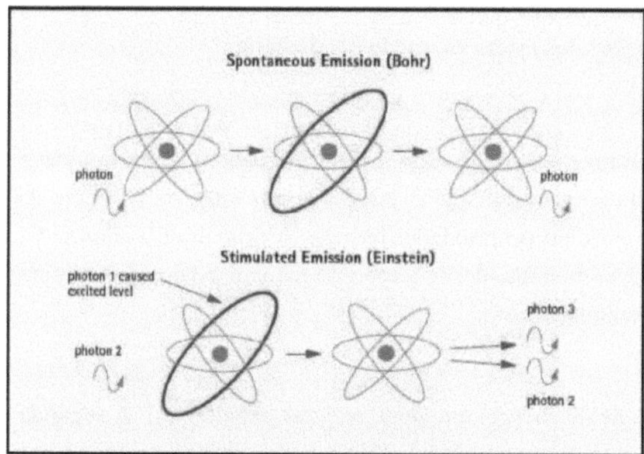

**Fig. 3: Emissão fotónica, mostrando
a emissão espontânea (modelo de Bohr, em cima) e
a emissão estimulada (modelo de Einstein, em baixo)**

Estes fotões são capazes de energizar mais átomos, que emitem outros fotões idênticos. Ocorre uma inversão da população, ou seja, a maioria dos átomos encontra-se no estado excitado em vez do estado de repouso. Tem de haver um fornecimento constante de energia, chamado mecanismo de bombagem, para manter esta excitação. Os espelhos em cada extremidade do meio ativo reflectem estes fotões para trás e para a frente, permitindo uma maior emissão estimulada e um aumento da potência dos fotões, o que resulta numa amplificação da energia luminosa, produzindo um feixe laser.

3.4 Radiação

As ondas de luz produzidas pelo laser são uma forma específica de energia electromagnética. O espetro eletromagnético é o conjunto completo da energia das ondas, desde os raios gama, cujos comprimentos de onda são de cerca de 10^{-12} m, até às ondas de rádio, cujos comprimentos de onda podem ser de milhares de metros. Todos os dispositivos laser dentários disponíveis têm comprimentos de onda de emissão de aproximadamente 500 nm a 10 600 nm. Estes comprimentos de onda encontram-se na parte visível ou invisível não ionizante do espetro eletromagnético. A linha divisória entre a parte ionizante e a não ionizante situa-se na junção da luz ultravioleta e da luz violeta visível. Todos os lasers dentários emitem um feixe de luz visível ou um feixe de luz infravermelha invisível na parte do espetro não ionizante denominada radiação térmica.[18,19]

CAPÍTULO 4

PROPRIEDADES DA LUZ LASER

As propriedades importantes da luz laser que a distinguem da luz branca são a monocromaticidade, a direccionalidade, a colimação e a coerência.

4.1 Monocromatismo

Os lasers emitem luz monocromática ou que tem especificamente um único comprimento de onda. Os lasers de diferentes tipos emitem um comprimento de onda específico.[18,19] Cada tipo de tecido absorve um determinado comprimento de onda muito melhor do que outros. Este fator baseia-se na consistência do tecido, na sua espessura e nos cromóforos significativos do tecido, como a hemoglobina e a melanina.[10,49]

4.2 Direccionalidade

Há pouca divergência do laser à saída do dispositivo laser e o feixe pode percorrer uma distância considerável mantendo o seu paralelismo. A maioria dos lasers de gás ou de estado sólido emite feixes laser com um ângulo de divergência de aproximadamente um milirradiano. Isto significa que, depois de percorrerem um quilómetro, se espalharão até um metro de diâmetro. Por este motivo, os lasers são extremamente perigosos.[10]

4.3 Colimação

Refere-se a um feixe com limites espaciais específicos, o que garante que o tamanho e a forma do feixe emitido pela cavidade do laser são constantes. Assim, o laser produz um feixe de luz quase paralelo. Se a luz paralela do laser for focada através de uma lente, será focada num ponto limitado pela difração, o ponto focal mais pequeno possível. Esta propriedade é especialmente útil em medicina. Assim, o laser é capaz de focar a luz num ponto focal mínimo e ter a maior densidade de energia para ablacionar o tecido com luz.[18,19,49]

4.4 Coerência

A coerência é uma propriedade exclusiva dos lasers. As ondas de luz produzidas por um laser são uma forma específica de energia electromagnética. Um laser produz ondas de luz que são fisicamente idênticas. Estão todas em fase umas com as outras, ou seja, têm uma amplitude idêntica (todos os picos e vales têm o mesmo tamanho) e uma frequência idêntica.[18,19,10]

4.5 Alta potência

A elevada densidade de energia do laser é útil em medicina, uma vez que permite ao cirurgião utilizar o laser para ablação. É a capacidade do laser para focar o feixe laser num pequeno ponto que permite obter uma elevada densidade de energia (irradiância).[49]

CAPÍTULO 5

CONCEPÇÃO A LASER

Os componentes básicos do laser incluem (Fig. 5, 6):
- Tubo da caixa/cavidade ótica
- Lasing/meio ativo
- Fonte de energia da bomba/ alimentação eléctrica
- Sistema de arrefecimento
- Sistema de entrega
- Painel de controlo

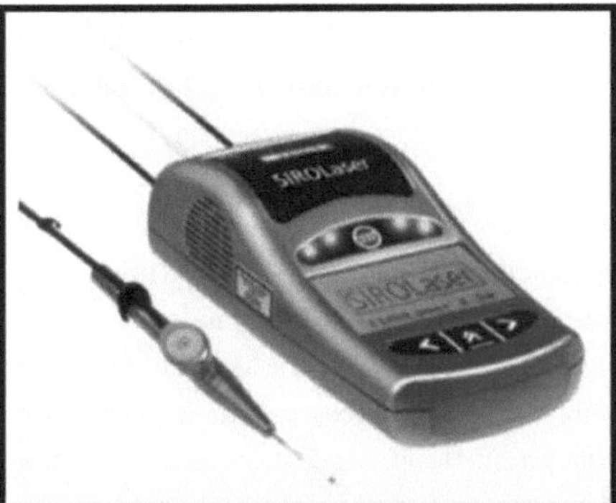

Fig 5: Laser dentário

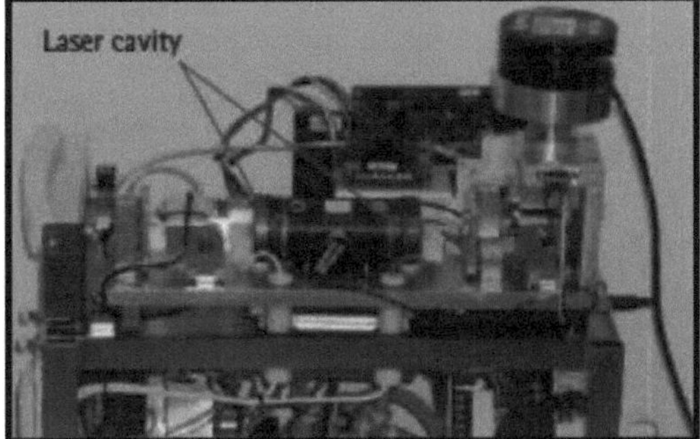

Fig. 6: Uma máquina laser, mostrando a cavidade do laser (meio ativo, ressoador ótico). O hardware circundante inclui o mecanismo de bombagem, o sistema de arrefecimento e outros circuitos

5.1 Tubo da caixa/Cavidade ótica:

O tubo de alojamento ou cavidade ótica encapsula o meio laser e contém funcionalmente o processo de absorção, emissão espontânea e emissão estimulada. O material do tubo pode ser de metal, cerâmica ou ambos. Em ambas as extremidades da caixa existem espelhos, um espelho totalmente refletor de um lado e um espelho parcialmente refletor do outro lado.[84] Estes espelhos estão montados com precisão de modo a ficarem exatamente paralelos um ao outro. Esta disposição permite a reflexão de fotões de luz para trás e para a frente através da câmara, resultando eventualmente na produção de uma intensa ressonância de fotões no meio. O segundo espelho, que é parcialmente refletor, permite que uma parte da luz laser escape para o dispositivo de saída. Uma vez que o processo não é 100% eficiente e que alguma energia é convertida em calor, é necessário proporcionar algum arrefecimento.[60]

5.2 Lasing/ Meio ativo:

Um meio de iluminação é um material capaz de absorver a energia produzida por uma fonte de extensão externa e, subsequentemente, libertar o excesso de energia sob a forma de fotões de luz. Isto é normalmente conseguido através da excitação de electrões para níveis de energia mais elevados, sendo os fotões de luz gerados quando estes electrões caem para bandas de energia mais baixas. Os meios de iluminação podem ser sólidos (cristais ou semi-condutores), líquidos ou gasosos. A composição e a estrutura do meio de iluminação determinam o comprimento de onda de saída e o nome de um determinado laser.[18] O meio está localizado dentro da câmara de ressonância (tubo laser).

5.3 Energia da bomba/ Alimentação eléctrica:

É utilizada uma fonte de energia para excitar ou bombear os átomos do meio de iluminação para os seus níveis de energia mais elevados, necessários para a produção de radiação laser. A fonte de bombagem pode ser energia eléctrica, química, térmica ou ótica. A energia desta fonte primária é absorvida pelo meio ativo, resultando na produção de luz laser. Este processo é muito ineficiente, com apenas cerca de 3-10% da energia incidente a resultar em luz laser, sendo o restante convertido em energia térmica. A dinâmica da energia incidente com o tempo tem uma influência fundamental nas caraterísticas do modo de emissão de um determinado laser. Uma descarga eléctrica de alimentação contínua resultará numa alimentação contínua semelhante de emissão de luz laser.[65]

5.4 Sistema de arrefecimento:

A produção de calor é um subproduto da propagação da luz laser. Aumenta com a potência de saída do laser e, por conseguinte, com lasers de corte de tecidos pesados, o sistema de arrefecimento representa o componente mais volumoso. Os sistemas de arrefecimento coaxial podem ser assistidos por ar ou água.[65]

5.5 Painel de controlo:

Isto permite a variação da potência de saída com o tempo, que é definida pela frequência do mecanismo de bombagem. Outras instalações podem permitir a alteração do comprimento de onda (instrumentos multi-laser) e a impressão da energia laser fornecida durante a utilização clínica.[65]

CAPÍTULO 6

6.1 Lasers de mão

A luz pode ser emitida através de vários mecanismos diferentes. Há alguns anos, um laser portátil significava segurar um laser de grandes dimensões, pesando quilos, normalmente do tamanho de uma secretária, por cima de um doente. Os avanços resultaram na produção de lasers mais pequenos e mais leves. Num futuro próximo, é provável que os lasers de mão sejam utilizados por rotina em cirurgia. [49]

6.2 Braços articulados

A luz laser pode ser emitida por braços articulados, que são dispositivos muito simples mas elegantes. Os espelhos são colocados em ângulos de 45° em relação aos tubos que transportam a luz laser. Os tubos podem rodar em torno do eixo normal dos espelhos. Isto resulta numa enorme flexibilidade do braço e no fornecimento da luz laser. Este tipo de braço é normalmente utilizado com o laser de CO2. O braço tem algumas desvantagens que incluem o contrapeso do braço e a capacidade limitada de o mover em linha reta (Fig. 7).[49]

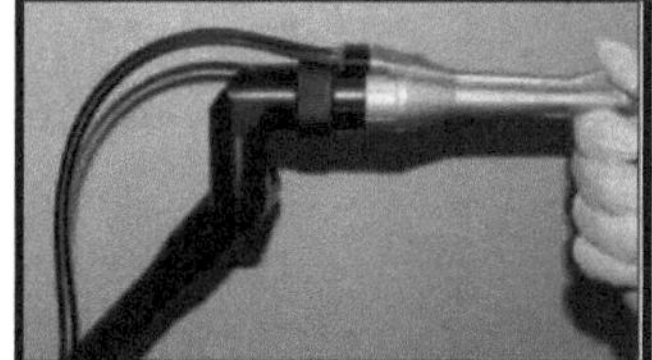

Fig 7: Braço articulado

6.3 Fibra ótica:

A luz laser pode ser emitida por uma fibra ótica que é frequentemente utilizada na região do infravermelho próximo e do visível. A luz fica retida no vidro e propaga-se através da fibra num processo designado por **reflexão interna total**. As fibras ópticas podem ser muito pequenas. Podem ter um diâmetro tão pequeno como dezenas ou tão grande como centenas de microns (Figura 8). Transmitem grandes intensidades de luz quase sem perdas. Mas as fibras ópticas têm as duas desvantagens seguintes:

a)   O feixe deixa de ser colimado quando é emitido pela fibra. A luz diverge num determinado ângulo, o que limita o tamanho do ponto focal.

b)   A luz emitida pela fibra deixa de ser coerente.

No entanto, as fibras ópticas são preferidas por serem leves e muito flexíveis.[49]

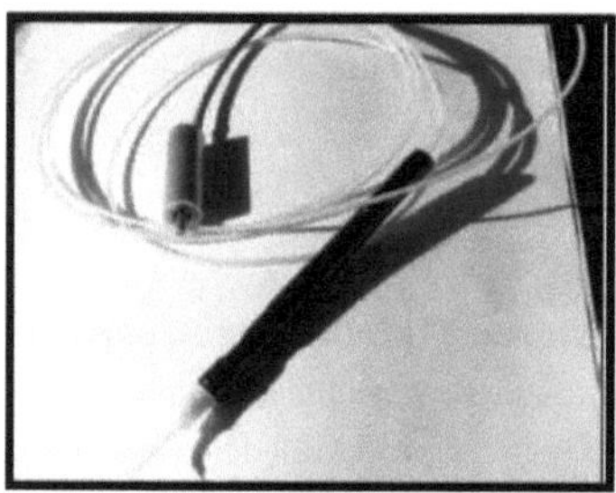
Fig 8: Fibra de quartzo

6.4 Doente para laser:

Neste método, normalmente utilizado pelos oftalmologistas, o doente é levado ao laser. A lâmpada laser oftálmica é simplesmente uma lâmpada de fenda com laser incorporado. O médico simplesmente capta a imagem que pretende na córnea ou na retina e, em seguida, aplica o feixe de laser no alvo.

CAPÍTULO 7

<u>**MODO DE ENTREGA**</u>

<u>MODOS DE EMISSÃO: CARACTERÍSTICAS DE POTÊNCIA</u>
O raio laser pode emitir luz nos seguintes modos[25] [26] [34] [77] :-

    7.1 Onda contínua
    7.2 Picado
    7.3 Modo de impulso fechado
    7.4 Modo superpulsado e modo ultrapulsado
    7.5 Luz do flash a pulsar
    7.6 Q-switching
    7.7 Modo focado / desfocado
    7.8 Modo de contacto e sem contacto

A luz laser pode ser de onda contínua (CW) ou pulsada. Estes dois lasers interagem com os tecidos de forma diferente. A intensidade de pico elevada que é produzida, durante um curto intervalo, impede alguma difusão térmica e causa menos danos térmicos do que com o laser CW. No entanto, a quantidade total de luz recebida pelo tecido é a mesma para os lasers pulsado e CW. Os lasers podem ser pulsados de segundos a femtossegundos. Existem diferentes mecanismos utilizados para obter diferentes comprimentos de impulso. O obturador mecânico é utilizado para obter impulsos entre um milissegundo e um segundo, o que bloqueia o feixe de laser. Normalmente, uma lâmina metálica roda para dentro do feixe e bloqueia-o para permitir a emissão do feixe laser. O obturador limita-se a bloquear o feixe quando não está ativado. O mais rápido que o obturador mecânico se pode mover é um milissegundo.

Existem também lasers alimentados por lâmpadas de flash que atingem impulsos mais curtos. Normalmente variam entre um microssegundo e um milissegundo. A fonte de excitação é de curta duração nas lâmpadas de flash. O laser só se torna laser quando a lâmpada de flash está acesa. Os comprimentos de impulso mais curtos são obtidos por comutação Q ou por corte eletrónico do impulso. A duração do impulso varia entre 10 nanossegundos e 10 microssegundos. Para o obturador, é utilizada uma célula de Pockels. Trata-se de um cristal que faz rodar a polarização da luz quando é aplicada uma tensão elevada. As células de Pockels com filtro polarizador produzem um obturador rápido.[41]

7.1 Modo de onda contínua (CW)

Quando as máquinas laser estão configuradas num modo de onda contínua, a amplitude do feixe de saída é expressa em termos de Watts. O laser emite radiação continuamente a um nível de potência constante que pode situar-se entre 10 e 100 W. O laser de CO_2 é o laser mais utilizado em cirurgia geral. Tal como a maioria dos lasers de gás, pode funcionar em modo CW, mantendo uma descarga contínua através do gás.[41]

7.2 Modo picado

A saída do laser CW pode ser interrompida por um obturador que "corta" o feixe em sequências de impulsos curtos. O nível máximo de potência de cada impulso é o mesmo que o obtido no modo CW. A duração do impulso quando o obturador está aberto é limitada pelo obturador e é tipicamente de 100 a 500 minutos. A potência média de saída do laser operado no modo picado é inferior à do modo CW porque, durante o ciclo de trabalho entre o início de um impulso e o início do seguinte, a saída é zero durante algum tempo enquanto o obturador está fechado.[41]

7.3 Modo de impulso ou de controlo

Os lasers de gás, tais como o laser de CO_2, podem ser gated ou pulsados eletronicamente. O gating permite que a duração dos impulsos seja comprimida, produzindo um aumento correspondente na potência de pico que é muito superior à normalmente disponível no modo CW.[41]

7.4 Modo Super Pulso

Foi desenvolvido um modo de laser de CO2 "superpulsante" eletronicamente. O termo "superpulso" é utilizado para descrever a saída de um laser de alta potência de pico com uma duração de impulso curta, normalmente entre centenas de microssegundos (1ms = 1×10^6 segundo). Um laser de CO_2 que fornece 25 watts de potência no modo CW pode produzir 125 a 500W no modo de superpulsação. O impulso produzido durante a superpulsação pode ter uma elevada taxa de repetição de 50 a 250 impulsos por segundo, o que permite que a saída do laser pareça quase contínua durante a utilização.[41]

7.5 Modo pulsante e ultrapulsante da lâmpada de flash

Nestes sistemas, é utilizada uma lâmpada de flash para bombear o meio de iluminação, normalmente para lasers de estado sólido (por exemplo, Nd:YAG). Tal como no CO_2 pulsado, as potências de pico são mais elevadas, uma vez que a energia está confinada a impulsos de curta duração. A duração da lâmpada de flash, normalmente de 0,1 a 0,8 mseg (100 a 800 gsec), determina a duração do impulso de saída.

A descarga pulsada no laser de CO_2 de porta, excitado por radiofrequência, pode ser intensificada brevemente para produzir um impulso de saída com um pico mais plano, denominado ultrapulso. Este modo produz um impulso de saída com uma potência de pico elevada que é mantida durante mais tempo e fornece mais energia em cada impulso do que no modo de superpulso. A duração do ultrapulso é ligeiramente inferior.[41]

7.6 Q-switched

Pulsos de duração mais curta são obtidos com Q-switching. Um Q-switching simples utiliza um espelho rotativo como parte da cavidade ótica. Só quando o espelho rotativo está alinhado com precisão com o espelho de saída é que é possível obter lasing, pelo que este está limitado a um intervalo de tempo muito curto (1-10 nanossegundos). Entre alinhamentos, a energia é armazenada na população excitada. O resultado é um impulso de curta duração (1ps a 1ms), cuja intensidade de pico é várias ordens de grandeza superior (até 10W) à obtida com os modos de impulso anteriores. Este flash de potência extremamente elevada é também designado por impulso gigante.

7.7 Modos focado e desfocado

7.7 .1 O **modo focado** é quando o feixe de laser atinge o tecido no ponto focal ou no diâmetro mais pequeno. O feixe é focado por lentes dentro do próprio laser. Este diâmetro depende do tamanho da lente utilizada. No guia de ondas ocas, existe um ponto exato onde a energia é maior (ponto focal). No caso dos lasers que utilizam fibras ópticas, este ponto encontra-se na ponta da fibra ou próximo dela. Este modo também pode ser referido como modo de corte. As biopsias são efectuadas no modo focalizado. [18,60]

7.8 .2 O modo desfocado é aquele em que o modo é afastado do plano total. Assim, o tamanho do feixe que atinge o tecido tem um diâmetro maior, fazendo com que uma área maior de tecido seja vaporizada. No entanto, a intensidade do laser / densidade de potência é reduzida. É utilizado em frenectomias e na remoção de hiperplasias papilares inflamatórias.

7.8 Modos de contacto e sem contacto

7.8.1 No **modo de contacto**, a ponta da fibra é colocada em contacto com o tecido. Baseia-se em dois princípios diferentes. A primeira técnica é a criação do efeito de "ponta quente", quer com pontas esculpidas revestidas a safira, quer permitindo a acumulação de restos de tecido carbonizado na ponta de fibra. Com este princípio, uma ponta limpa é colocada em contacto com o tecido para absorver a energia do laser. Em qualquer uma das técnicas, o tecido carbonizado formado na ponta de fibra ou no contorno do tecido aumenta a absorção da energia do laser e os efeitos resultantes no tecido. A carbonização pode ser eliminada com um jato de água. A vantagem do modo de contacto é que existe um feedback de controlo para o operador.[60]

7.8.2 No **modo sem contacto**, a ponta da fibra é colocada longe do tecido alvo. O modo sem contacto baseia-se no pigmento e na água presentes no tecido. A criação de carvão na superfície do tecido também aumentará a absorção de energia na superfície e melhorará a eficiência. A incisão pode ser feita dirigindo a energia para um ponto (aumentando o calor gradualmente) e movendo-a ao longo de um único caminho. Pintar uma grande área irá contornar e esculpir o tecido. Diminuir a energia coagula e permite a hemostase. No modo sem contacto, o médico opera com controlo visual com a ajuda de um feixe de mira ou observando o efeito de tecido que está a ser criado. Esta modalidade é útil para seguir o contorno dos tecidos, mas a desvantagem é a perda da sensação tátil.[18,60]

CAPÍTULO 8

TIPOS DE LASERS

8.1 Classificação:

1.1.1 De acordo com a construção física do laser [99]

1. Gás
   a. Árgon
   b. Hélio - néon
   c. Dióxido de carbono
2. Líquido
3. Sólido
   a. KTP
   b. Nd:YAG
   c. Er,Cr:YSG
   d. Er:YAG
4. Semicondutores
   a. Díodo

1.1.2 De acordo com os perigos potenciais - Normas ANSI e OHSA [60,99]

Class	Risks	Example
I	Fully enclosed system	Nd:YAG laser welding system used in a dental laboratory
II	Visible low power laser protected by the blink reflex	Visible red aiming beam of a surgical laser
IIIa	Visible laser above 1 milliwatt	No dental examples
IIIb	Higher power laser unit (0.5 watts) which may or may not be visible. Direct viewing hazardous to the eyes	Low power (50 milliwatt) diode laser used for biostimulation
IV	Damage to eyes and skin possible. Direct or indirect viewing hazardous to eyes	All lasers used for oral surgery, whitening and cavity preparation

1.1.3 Os lasers são classificados em lasers duros e lasers macios [59]

1.1.4 De acordo com o tipo de meio que sofre a ação do laser [99]

1. Árgon
2. Díodo
3. Nd:YAG
4. Hólmio:YAG
5. Família do érbio (Er,Cr:YSG, Er:YAG)
6. Dióxido de carbono (CO_2)

7. KTP
8. Hélio-néon (He-Ne)
9. Laser Excimer
10. Rubi

8.2 Lasers suaves

Trata-se de uma fonte de energia fria e baixa emitida em comprimentos de onda que, segundo alguns, estimulam a atividade celular. Utilizam geralmente díodos laser semicondutores. São utilizados principalmente para gerar tecidos, aliviar a dor, reduzir a inflamação e o edema e acelerar a cicatrização. Os três principais lasers suaves são os lasers de hélio-néon (He-Ne), de galio-arseneto (Ga-As) e de galio-alumínio-arseneto.

8.3 Lasers rígidos

Os lasers duros têm um comprimento de onda mais longo e produzem um efeito térmico que corta o tecido por coagulação, vaporização e carbonização. Os três tipos mais comuns utilizados em medicina dentária são o árgon, o dióxido de carbono e o Nd:YAG.

8.4 Laser de árgon

Bridges (1964) desenvolveu o laser de árgon, que se situa no espetro visível azul-verde (por isso são visíveis). O meio ativo é o gás árgon energizado por uma descarga eléctrica de alta corrente. O laser é fornecido por fibra ótica em modo de onda contínua e em modo pulsado. Existem dois comprimentos de onda de emissão do laser de árgon utilizados em medicina dentária: 488nm (azul) e 514nm (verde). A emissão de 488 nm é exatamente o comprimento de onda necessário para ativar a canforoquinona, o foto-iniciador mais utilizado que provoca a polimerização da resina em materiais de restauração compostos fotopolimerizáveis. O laser de árgon também pode ser utilizado com outros materiais dentários, como a pasta de impressão activada por luz e os géis de branqueamento activados por luz.

O comprimento de onda de 514nm tem o seu pico de absorção no pigmento vermelho. Os tecidos que contêm hemoglobina, hemossiderina e melanina interagem facilmente com este laser, pelo que tem excelentes capacidades hemostáticas. É utilizado em contacto com o tecido com uma fibra de vidro flexível de pequeno diâmetro. A extremidade deve ter uma borda bem definida, denominada clivagem, que deve ser refeita durante o procedimento. O tratamento da doença periodontal inflamatória aguda e de lesões altamente vascularizadas, como um hemangioma, seria ideal para o laser de árgon.

Ambos os comprimentos de onda não são bem absorvidos nos tecidos duros dentários e são pouco absorvidos na água. A fraca absorção no esmalte e na dentina é vantajosa quando se utiliza este laser para cortar e esculpir os tecidos gengivais, uma vez que não há interação nem danos na superfície do dente durante esses procedimentos. Ambos os comprimentos de onda também podem ser utilizados como auxiliares na deteção de cáries. Quando a luz do laser de árgon ilumina o dente, a área doente e cariada aparece com uma cor laranja-avermelhada escura e é facilmente discernível das estruturas saudáveis circundantes. [18,19,60]

8.5 Díodo

Os lasers de díodo têm um meio ativo sólido, fabricado a partir de cristais semicondutores que utilizam uma combinação de alumínio, gálio e arsenieto para transformar a energia eléctrica em energia luminosa. Os comprimentos de onda disponíveis para utilização dentária variam entre cerca de 800 e 98(.)LUII, o que os coloca no início da parte invisível não ionizante do infravermelho próximo do espetro. Cada máquina fornece energia laser por fibra ótica nos modos CW e gated-pulse, utilizados normalmente em contacto com o tecido. A fibra ótica tem de ser cortada e preparada antes da utilização inicial e, ocasionalmente, durante procedimentos longos, para garantir o funcionamento eficiente do laser.

Todos os comprimentos de onda do diodo são muito bem absorvidos pelo tecido pigmentado, embora a hemostasia não seja tão rápida como com o laser de árgon. Estes lasers são relativamente pouco absorvidos pela estrutura dentária, pelo que a cirurgia dos tecidos moles pode ser efectuada com segurança na proximidade do esmalte, da dentina e do cemento. O laser de díodo é um excelente laser cirúrgico de tecidos moles indicado para cortar e coagular gengiva e mucosa e para curetagem de tecidos moles ou desbridamento sulcular.

É necessário ter cuidado ao utilizar o modo de emissão contínua devido ao rápido aumento térmico no tecido alvo. A principal vantagem dos lasers de díodo é a utilização de um instrumento de menor dimensão. As unidades são portáteis e compactas e podem ser facilmente deslocadas com um tempo de preparação mínimo. [18,19,6(]

8.6 Nd:YAG

Geusic et al (1964) desenvolveram o laser Nd:YAG, que significa Neodymium Yttrium-Aluminium-Garnet. Este laser de estado sólido é constituído por cristais de ítrio-alumínio-guarnet dopados com neodímio. O mecanismo de bombagem do Nd;YAG é a lâmpada de flash. O comprimento de onda de emissão é de 1064 nm, que se situa na parte invisível do infravermelho próximo do espetro eletromagnético. O instrumento funciona em modo de funcionamento livre por impulsos, em contacto com o tecido, com durações de impulsos curtos da ordem das centenas de microssegundos. [18,19]

A energia do laser é altamente absorvida pela melanina, mas menos pela hemoglobina, em comparação com o árgon, e é aproximadamente 90% transmitida através da água. Clinicamente, é utilizado para corte e coagulação de tecidos moles e desbridamento sulcular. É ligeiramente absorvido pelos tecidos duros dentários, mas há pouca interação com a estrutura sólida do dente, pelo que as cirurgias dos tecidos moles adjacentes podem ser realizadas com segurança e precisão. A lesão cariosa superficial pigmentada pode ser vaporizada sem remover o esmalte saudável circundante. Durante a utilização, a extremidade da fibra tem de ser cortada e limpa; caso contrário, a luz laser perde rapidamente a sua eficácia. Quando utilizado num modo sem contacto e desfocado, este comprimento de onda pode penetrar vários milímetros nos tecidos moles, o que pode ser utilizado para procedimentos como a hemostase, o tratamento de úlceras aftosas e a analgesia pulpar.[60,71]

8.7 Hólmio:YAG

O meio de iluminação consiste numa barra de cristal de ítrio, alumínio e granada dopada com hólmio (Ho:YAG). Em conjunto com o érbio e o túlio, a eficiência do bombeamento ótico do hólmio é aumentada. Emite radiação na banda do infravermelho médio do espetro eletromagnético, com um comprimento de onda de 2100 nm. A sua fonte de energia que excita o cristal é uma lâmpada de flash de alta intensidade. Este comprimento de onda tem a capacidade de ser transmitido através de uma fibra ótica (quartzo) e a radiação é entregue aos tecidos num modo de feixe livre sem contacto. É absorvido pela água 100 vezes mais do que o Nd:YAG e, em potências máximas, pode ablacionar tecidos calcificados duros, mas não reage com a hemoglobina ou outros pigmentos dos tecidos. É frequentemente utilizado em cirurgia oral para cirurgia artroscópica da articulação temporomandibular e tem utilizações médicas.[18,19,60,71]

8.8 Família do érbio (Er, Cr:YSGG e Er:YAG)

Existem dois comprimentos de onda distintos com propriedades semelhantes que utilizam o érbio. Em primeiro lugar, o Er,Cr:SGG (2790nm) tem como meio ativo um cristal sólido de granada de ítrio-escândio-gálio dopado com érbio e crómio. O Er:YAG (2940nm) tem como meio ativo um cristal sólido de granada de ítrio-alumínio dopado com érbio.

Ambos os comprimentos de onda estão próximos da fronteira entre o infravermelho próximo e o infravermelho médio, invisíveis e não ionizantes do espetro. Ambos os lasers são fornecidos por fibra ótica no modo pulsado de funcionamento livre. Na extremidade da fibra, uma peça de mão e pontas de vidro de pequeno diâmetro concentram a energia do laser até um tamanho cirúrgico conveniente, aproximadamente 0,5 LIHI. Estes dois comprimentos de onda têm a absorção mais elevada na água do que qualquer outro comprimento de onda dentário e têm uma elevada afinidade para a hidroxiapatite.

Estes lasers são ideais para a remoção de cáries e preparação dos dentes quando utilizados com um spray de água. A estrutura sã do dente pode ser melhor preservada quando o material cariado está a ser ablacionado. O aumento do teor de água das cáries dentárias permite que o laser interaja preferencialmente com o tecido doente. A superfície saudável do esmalte pode ser modificada para aumentar a adesão do material de restauração, expondo-a à energia do laser. A indicação atual para a utilização deste laser em endodontia é a remoção de tecido pulpar e dentina e o alargamento do canal e em periodontia para destartarização. A vantagem destes lasers para a dentisteria de restauração é que a lesão cariosa na proximidade da gengiva pode ser tratada e o tecido mole recontornado com o mesmo instrumento.[18,19,60]

8.9 Laser de dióxido de carbono (CO_2)

Patel e colegas (1964) fabricaram um laser de CO_2.[71] O laser de CO_2 é um laser de meio ativo gasoso que deve ser emitido através de um guia de ondas tipo tubo oco em modo contínuo ou de impulso fechado. O comprimento de onda de 10 600 nm coloca-o na extremidade da parte ionizante invisível do infravermelho médio do espetro.[18,19]

O meio de laser num laser de CO_2 contém, na realidade, uma mistura de gases CO_2, azoto e hélio. No laser de CO_2, o processo torna-se bastante eficiente se as moléculas de azoto forem bombeadas com a energia de uma descarga eléctrica aplicada ao tubo do laser (fonte de bombagem). A corrente contínua (DC) pode ser passada através do meio de laser ou o meio pode ser bombeado com um campo elétrico intenso de radiofrequência (rf). A corrente eléctrica bombeia o N2 para o estado excitado. O N2 transfere esta energia armazenada ao colidir com o CO_2 no estado fundamental. o CO_2 bombeado emite então fotões de infravermelhos (10,6lm) e regressa ao estado fundamental. O hélio é também adicionado à mistura gasosa de N2 e CO_2 para facilitar a transferência de calor do meio de laser para as paredes da cavidade do laser. Um líquido de arrefecimento circulante é utilizado para remover o excesso de calor.[60]

O laser de CO2 não pode ser aplicado numa fibra ótica. Em vez disso, é utilizado um guia de ondas oco com uma peça de mão. A energia do laser é conduzida através do guia de ondas e é focada no local da cirurgia sem contacto. A perda da sensação tátil é uma desvantagem para o cirurgião, mas a ablação do tecido pode ser precisa com uma técnica cuidadosa. As lesões de grandes dimensões podem ser facilmente tratadas com um simples movimento para a frente e para trás; o procedimento decorre rapidamente porque não é necessário tocar no tecido. A atual tecnologia do sistema de aplicação limita um pouco as suas aplicações em tecidos duros, mas a investigação em curso mostra resultados favoráveis na modificação da superfície e no reforço do esmalte dentário para aumentar a resistência à cárie.[19]

É bem absorvido pela água. Pode cortar e coagular facilmente os tecidos moles, tem uma profundidade de penetração reduzida nos tecidos, o que é importante no tratamento de lesões das mucosas. É especialmente útil no corte de tecidos fibrosos densos. Tem a maior absorção em hidroxiapatite de qualquer laser dentário, cerca de 1000 vezes superior à série de lasers de érbio (Er).[18,19]

8.10   Laser de potássio-tanil-fosfato (KTP)

O laser KTP é um laser Nd:YAG de frequência dupla, que produz um feixe verde visível de 532 nm ao passar a saída do laser Nd:YAG através de um cristal de potássio-titanil-fosfático. É absorvido pela hemoglobina e pelo pigmento melanina. A penetração do laser KTP nos tecidos é de 1-3 mm. [77]

8.11   Laser de hélio-néon (HE-NE)

O gás hélio é utilizado como meio ativo no laser de hélio-neão, produzindo um feixe vermelho visível de 632,8 nm. É bem absorvido pela hemoglobina e pelo pigmento melanina. Na maioria dos casos, é utilizado como feixe de mira para o laser de CO2 e o laser de Nd:YAG.

8.12   Excimer laser

Os lasers de excímero (para "dimmers excitados") são *uma* classe de lasers de gás, que são formados pela excitação de gases de terras raras e a sua subsequente reação com átomos de halogenetos, como o flúor ou o cloro. Estas moléculas existem apenas no seu estado excitado e dissociam-se instantaneamente aquando da emissão da radiação. Após a existência desta molécula transitória sob a forma de radiação, esta decompõe-se nas suas partes atómicas, que se encontram então no seu estado fundamental. Como a molécula de excímero tem um tempo de vida medido em nanossegundos e os excímeros são sistemas de energia de 2 níveis, o laser de XeCl pode fornecer 180 milijoules de energia radiante num impulso de 30 nanossegundos. A luz do laser XeCl tem um comprimento de onda de 308 nm, situando-se no espetro visível.[60]

8.13   Laser de rubi

Esta energia laser é formada pela excitação do cristal de rubi através de duas lâmpadas de flash. Com isto, inicia-se o processo de emissão estimulada. O laser de rubi produz luz vermelha num comprimento de onda de 694nm em impulsos curtos, de 28 segundos e nanossegundos, com elevada energia. A luz com este comprimento de onda é absorvida por determinados pigmentos de tatuagem, especialmente o carbono e a melanina. Além disso, a duração do impulso é mais curta do que o tempo de relaxamento térmico dos melanossomas, pelo que é possível uma extrema seletividade e precisão no tratamento de certas lesões pigmentadas benignas.[32]

CAPÍTULO 9

ILUSTRAÇÕES

9.1 PARTES DOS LASERS

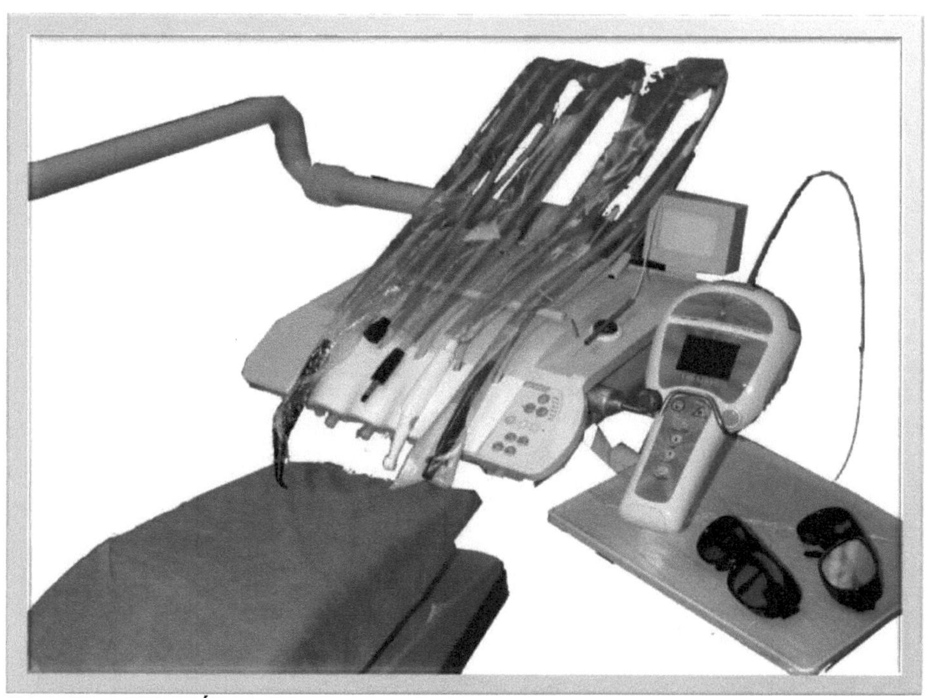

CADEIRA DENTÁRIA EQUIPADA COM LASER

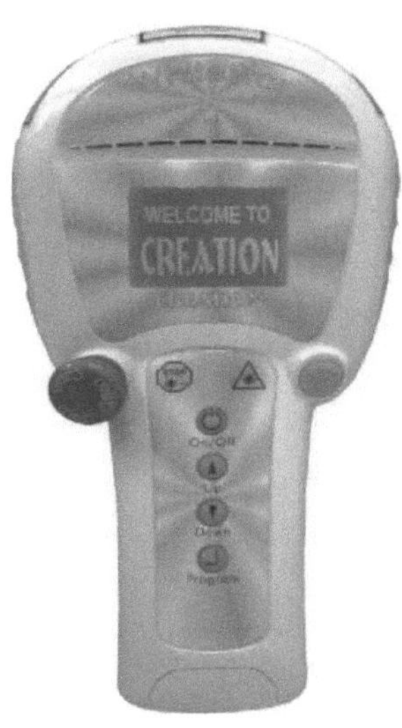

CONTROLO REMOTO DO LASER DE DÍODO

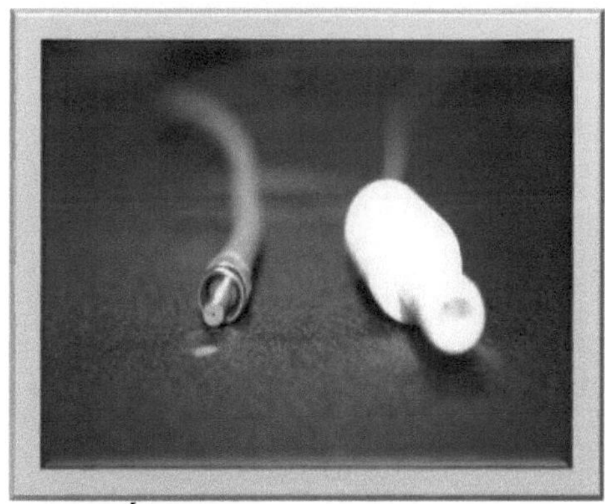

FIBRA ÓPTICA

9.2 FÍSICA DO LASER

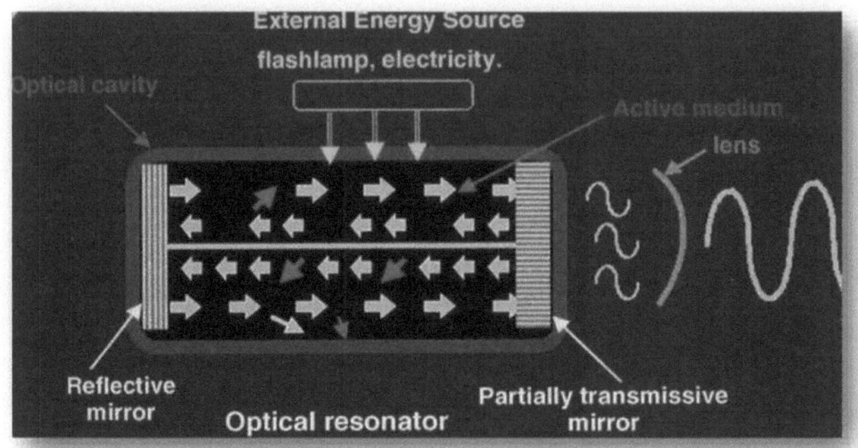

COMPONENTES BÁSICOS DOS LASERS

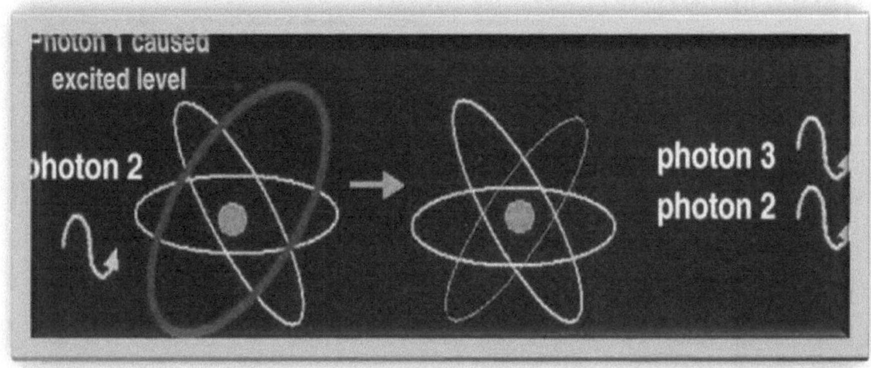

PRODUÇÃO DE UM FEIXE LASER POR SAÍDA DE FOTÕES

9.3 TIPOS DE SISTEMAS LASER

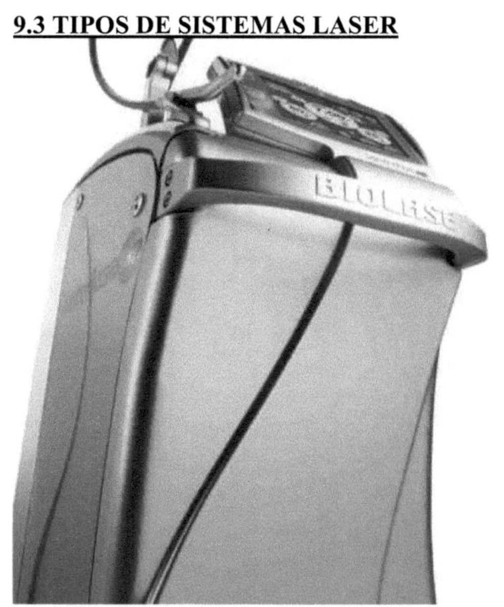

UNIDADE LASER BIOLASE

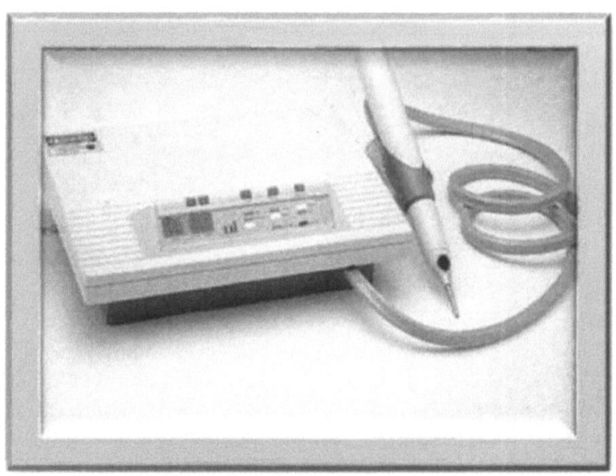

UNIDADE DE LASER DE CO2

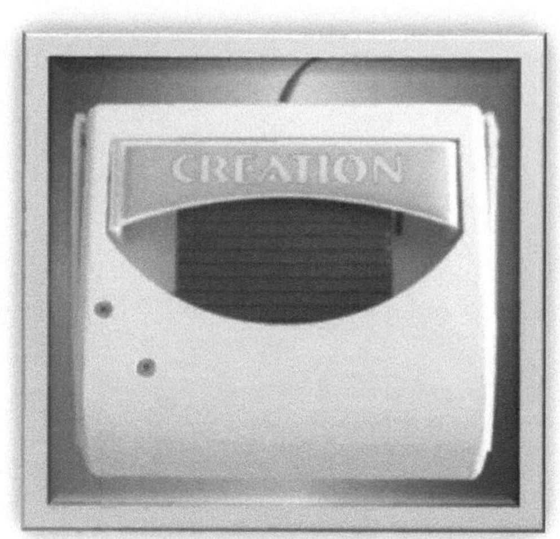

CONTROLO DOS PÉS

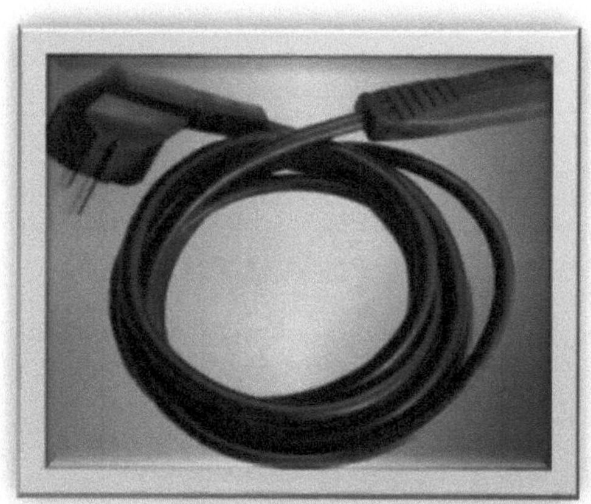

CABO DE ALIMENTAÇÃO

9.4 MEDIDAS PREVENTIVAS

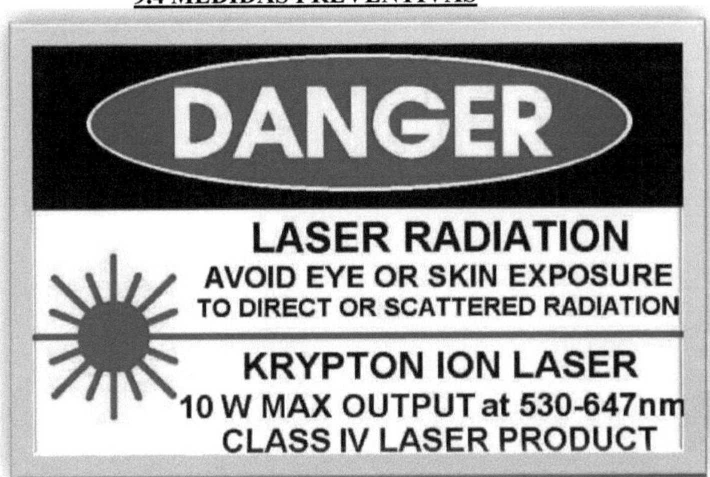

SINAL DE AVISO DURANTE A APLICAÇÃO DO LASER

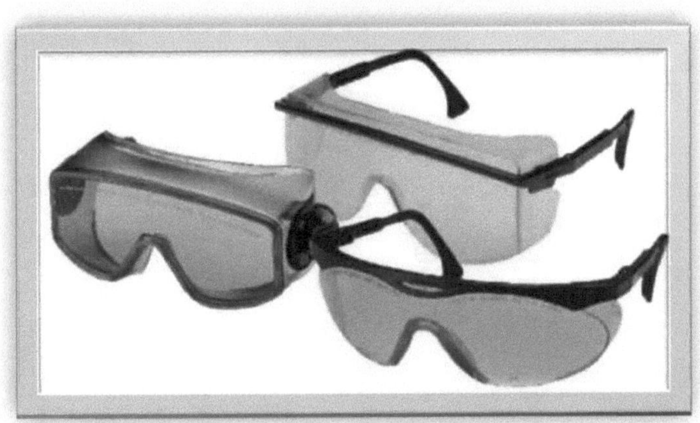

ÓCULOS DE PROTECÇÃO

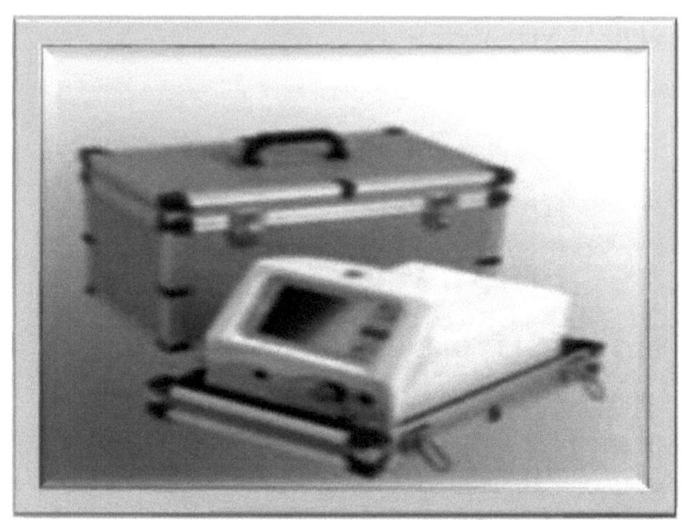

UNIDADE DE LASER DE DÍODO

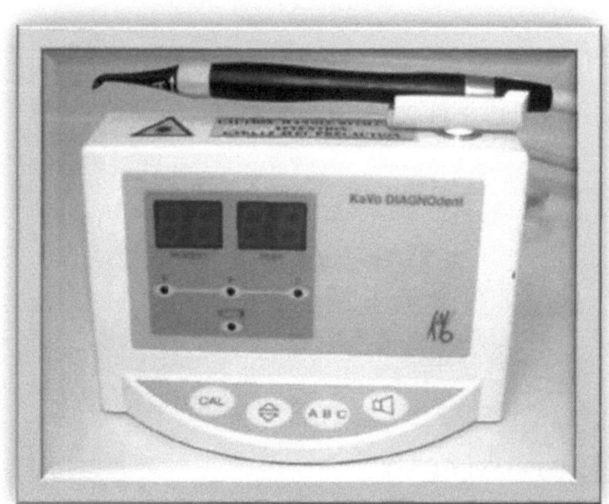

DIAGNODENTE

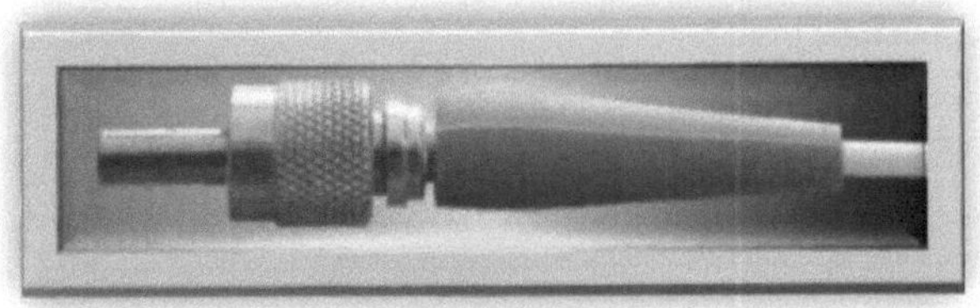

FIBRA 200µ

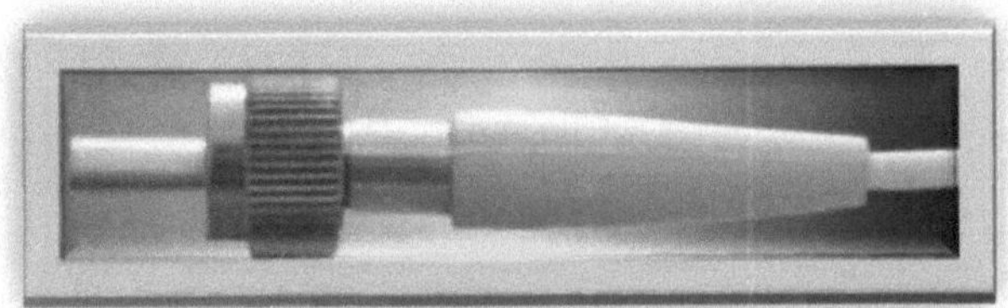

FIBRA 400µ

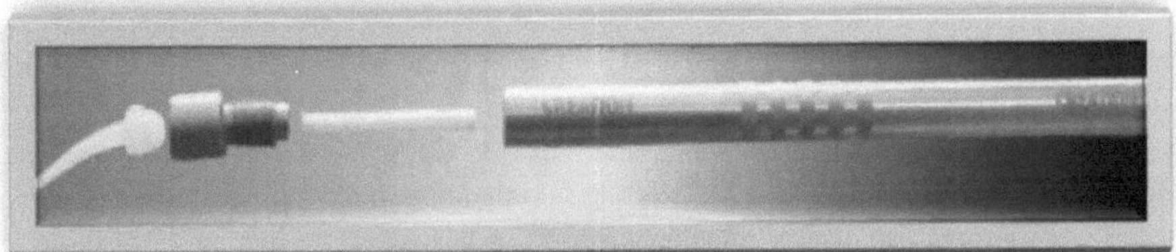

PEITO DE MÃO

CAPÍTULO 10

INTERACÇÕES ENTRE A LUZ LASER E OS TECIDOS

A propriedade saliente da energia radiante da luz e do laser é o resultado da sua interação com os tecidos biológicos. O campo de estudo que envolve a interação da radiação electromagnética não ionizante com as biomoléculas e as reacções biológicas resultantes é conhecido como fotobiologia. A reação da energia radiante com o tecido depende do comprimento de onda da luz e da dose. Cada categoria de laser apresenta diferentes efeitos biológicos, pelo que são utilizados diferentes tipos para diferentes aplicações.[10]

10.1 ENERGIA LASER E ENERGIA DOS TECIDOS

O principal efeito da energia laser é fototérmico. O efeito térmico da energia laser nos tecidos moles gira principalmente em torno do teor de água do tecido e do aumento da temperatura do tecido.[18] A taxa de temperatura depende de vários factores, como o arrefecimento do local da cirurgia e a capacidade do tecido circundante para dissipar o calor. Os vários parâmetros do laser utilizados no procedimento, como o modo de emissão, a densidade de potência e o tempo, também são importantes.[19]

As temperaturas inferiores a 60°C manifestam-se geralmente como **hipertermia** dos tecidos, que, para curtos períodos de exposição, não produzirá danos duradouros ou irreversíveis. Entre 45°C e 50°C, ocorre degradação enzimática e desenvolve-se edema.[60] Quando a temperatura do tecido atinge 60°C, **as proteínas desnaturam** sem vaporização do tecido subjacente, juntamente com a **coagulação** dos elementos sanguíneos com exposição de alguns segundos ou mais. Este fenómeno é útil na remoção cirúrgica de tecido granulomatoso.[18,60] A coagulação resulta em hemostasia, por contração da parede do vaso.[19] Os bordos dos tecidos moles podem ser soldados entre si (**soldadura de tecidos**) a uma temperatura entre 70°C e 80°C, onde se verifica a aderência das camadas devido à pegajosidade das moléculas de colagénio que se desdobram e se entrelaçam com as estruturas adjacentes.[19]

Quando o tecido alvo é elevado a uma temperatura de 100°C, ocorre **a vaporização** da água dentro do tecido alvo. Como o tecido mole é composto principalmente por água, a excisão do tecido mole ocorre a esta temperatura.[18] Este processo é designado por **ablação**. Os cristais de apatite e outros minerais nos tecidos duros não são ablacionados a esta temperatura, mas a componente água é vaporizada e o jato de vapor resultante expande-se e depois explode a matéria circundante em pequenas partículas. Esta micro-explosão de cristais de apatite é designada por "spallation". [19] Quando a temperatura do tecido é aumentada acima de 200°C, ele é desidratado e depois queimado, resultando na formação de carbono como produto final (carbonização), que absorve todos os comprimentos de onda. O tecido carbonizado torna-se então um dissipador de calor, uma vez que o lasing continua a impedir a ablação normal do tecido. A condução de calor provoca então uma grande quantidade de danos térmicos colaterais numa vasta área.[18,19]

Efeitos da temperatura no tecido alvo

Tissue Temperature (°C)	Observed Effect
37-50	Hyperthermia
> 60	Coagulation, protein denaturation
70-90	Welding of tissue
100-150	Vaporization
>200	Carbonization

10.   2MECANISMO DE INTERACÇÃO DOS TECIDOS

A energia luminosa do laser pode interagir com o tecido através de quatro mecanismos diferentes que dependem das propriedades ópticas dos tecidos e do comprimento de onda utilizado. Estes mecanismos são

- Reflexão

- Absorção

- Transmissão

- Dispersão

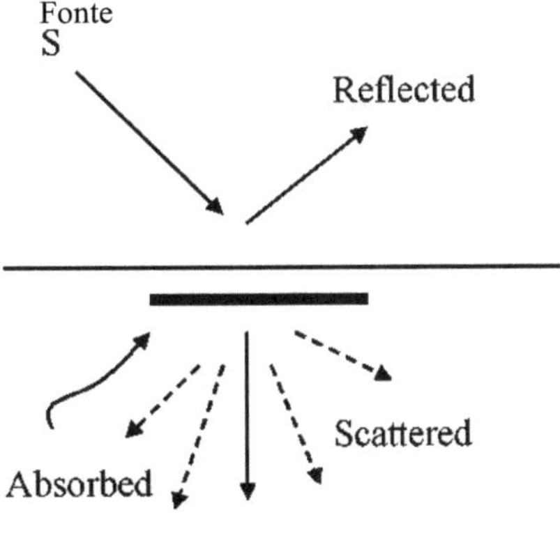

10.1.1 Reflexão:

A reflexão é simplesmente o redireccionamento do feixe para fora da superfície do tecido, não tendo qualquer efeito no tecido alvo (Fig. 10). A luz reflectida pode manter a sua colimação num feixe estreito ou tornar-se mais difusa.[18] Quanto maior for o ângulo de incidência, maior é a quantidade de luz que se reflecte da superfície. Assim, o laser é mantido perpendicular ao tecido para que a quantidade de reflexão seja mínima. A quantidade de reflexão é mantida mínima por duas razões: uma é manter constante a intensidade da luz que entra no tecido e a outra é minimizar a intensidade do feixe parcialmente refletido.[50] Esta reflexão pode ser perigosa porque a energia seria direcionada para um alvo não intencional, como os olhos. Esta é uma das principais preocupações em termos de segurança no funcionamento do laser.[18] Um dispositivo laser de deteção de cáries utiliza a luz reflectida para medir o grau de estrutura dentária sã.[19]

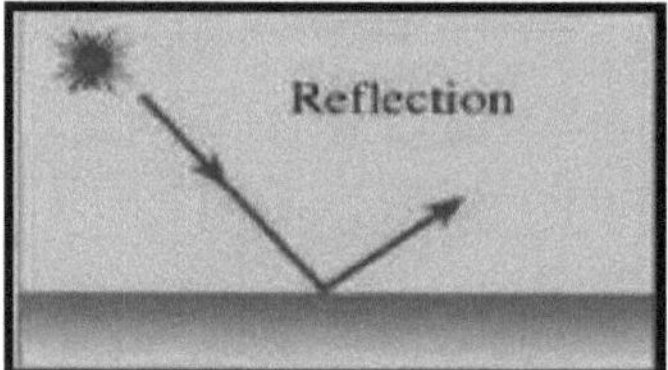

Fig 10: Reflexão

10.1.2 Absorção:

A segunda interação é a absorção da energia do laser pelo tecido-alvo pretendido (Fig. 11). A absorção da luz segue normalmente a lei de absorção de Beer ou um decaimento exponencial da intensidade da luz, que estabelece que a absorção do meio é diretamente proporcional à concentração do elemento absorvente.[50,60] A quantidade de energia que é absorvida pelo tecido depende das caraterísticas do tecido, como a pigmentação e o teor de água do tecido, do comprimento de onda do laser e do modo de emissão. Certos comprimentos de onda são absorvidos preferencialmente por determinados componentes do tecido e pela água. Em geral, os comprimentos de onda de 500 a 1000 nm são facilmente absorvidos nos tecidos pigmentados. O árgon tem uma elevada afinidade para a melanina e a hemoglobina nos tecidos moles. O díodo e o Nd:YAG têm uma elevada afinidade para a melanina e uma menor interação com a hemoglobina. Os comprimentos de onda mais longos são mais interactivos com a água e a hidroxiapatite. O érbio é bem absorvido pela hidroxiapatite e pela água. o CO_2 é bem absorvido pela água e tem a maior afinidade com a estrutura dentária.[18]

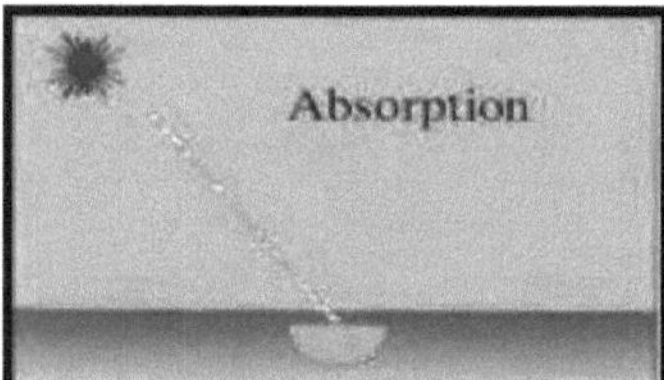

Fig. 11: Absorção

10.2.3 Transmissão:

A terceira interação é a transmissão da energia do laser diretamente através do tecido, sem qualquer efeito no tecido alvo (Fig. 12). Esta interação também depende muito do comprimento de onda da luz laser. A água, por exemplo, é relativamente transparente ao comprimento de onda do Nd:YAG, ao passo que os fluidos tecidulares absorvem facilmente o CO_2 no comprimento de onda do laser de Nd:YAG, que seria menos eficaz devido à sua absorção pela saliva, seria transmitido através do cristalino, da íris, da córnea, da câmara anterior, da câmara posterior, do vítreo e dos humores aquosos do olho sem os afetar, mas pode ser facilmente absorvido pelo tecido da retina.[18]

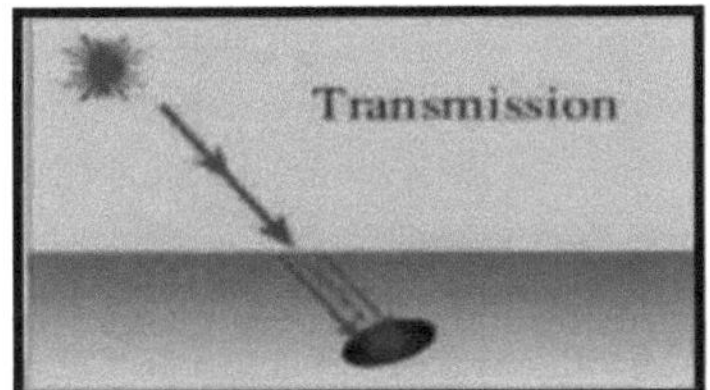

Fig. 12: Transmissão

10.2.4 Dispersão:

A quarta interação é a dispersão da luz laser que enfraquece a energia (Fig. 13). A dispersão tem dois efeitos. A dispersão do feixe de laser pode causar a transferência de calor para o tecido adjacente ao local da cirurgia, provocando danos térmicos indesejados. No entanto, um feixe deflectido em diferentes direcções seria útil para facilitar a polimerização de resinas compostas.[18,60] Os danos térmicos laterais podem ser reduzidos com a utilização de lasers de infravermelhos, uma vez que diminuem com o aumento do comprimento de onda.[49]

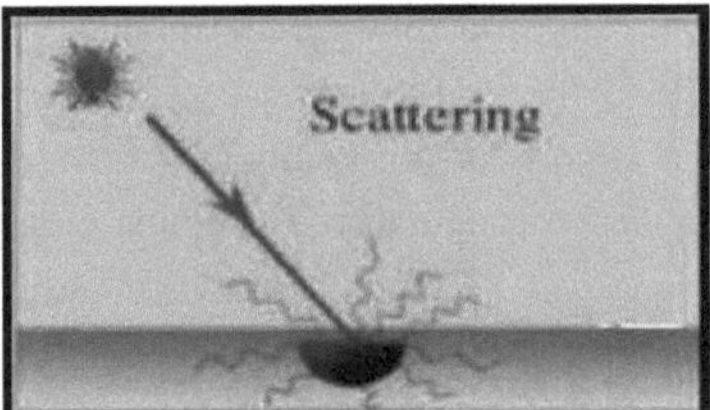

Fig. 13: Dispersão

10.3 PROCESSOS DE INTERACÇÃO ENTRE A LUZ E OS TECIDOS:

A ação da radiação laser nos tecidos depende tanto da energia laser total fornecida a uma determinada área-alvo como da velocidade a que é fornecida. Assim, o efeito da radiação laser nos tecidos depende da energia por unidade de área ou da potência por unidade de área fornecida ao tecido. A potência incidente por unidade de área é denominada **irradiância** (Watts por cm^2), que é a taxa de exposição na superfície do tecido. A energia total fornecida por unidade de área é designada por **exposição radiante** (joules/cm^2). A iluminação real da radiação numa secção do tecido é designada por **fluência** e inclui tanto a radiação direta como a radiação retrodifundida.

A difusão térmica pode alterar o efeito da radiação laser nos tecidos. A condução de calor do tecido irradiado altera a temperatura e o efeito biológico e difunde a energia para áreas colaterais. Se a energia for fornecida a um ritmo mais lento do que a taxa de difusão térmica, o calor gerado difunde-se no tecido adjacente. Se a energia for fornecida rapidamente, há pouco efeito no tecido periférico. A interação laser-tecido é um processo fotofísico que pode ser classificado em termos de intensidade crescente dos efeitos biológicos como bioestimulação, fotocoagulação, fotoablação, processo fotoquímico e fotodisrupção.[41]

10.3.1 Bioestimulação:

Endre Mestre e Freidrich Plog (década de 1960) desenvolveram a terapia laser utilizando radiação laser de baixa intensidade visível e infravermelha próxima (LILR), que se distingue da utilização mais comum de lasers em cirurgia, na medida em que os efeitos terapêuticos parecem resultar direta ou indiretamente das interações electromagnéticas da luz com os tecidos. A LILR atualmente utilizada na investigação e em contextos clínicos tem uma potência de 15mW a várias centenas de mW. O tempo de tratamento é muito curto (cerca de 30 segundos), o que resulta na administração de energias de apenas alguns joules/cm^2 . Esta quantidade de energia não provoca um aumento significativo da temperatura do tecido tratado. Assim, acredita-se que produz efeitos de cicatrização de feridas através do aumento da acumulação de colagénio na área ferida.[41]

10.3.2 Fotocoagulação

Esta é a aplicação cirúrgica mais comum da radiação laser. Neste processo fototérmico, a absorção de fotões produz um aquecimento induzido por laser do tecido a temperaturas muito superiores a 50°C. As proteínas, enzimas e outros tecidos biológicos são imediatamente desnaturados. As membranas podem ser alteradas e as moléculas podem ser desidratadas ou carbonizadas. Com níveis de irradiância mais elevados, a temperatura aumenta mais rapidamente. A temperaturas que excedem o ponto de ebulição da água (100°C), ocorre a fotovaporização. A fotocoagulação óptima é obtida quando a irradiância atinge uma temperatura entre 50°C e 100°C na zona do tecido a coagular.[41] Entre 45°C e 50°C, a fotocoagulação real é observada após vários segundos, enquanto que a 100°C ou próximo desta, ocorre em fracções de segundo.[10]

A fotocoagulação aparece como um branqueamento da superfície do tecido. Isto ocorre devido ao encolhimento das fibras de colagénio. Esta interação da fotocoagulação é utilizada para parar a perda de sangue quando se incisam tecidos vascularizados. Tem sido utilizada para anastomose de vasos cortados e para soldar tecidos. O tecido perdido contrai-se contra a vasculatura proximal e os vasos encolhem em resultado da composição de colagénio das paredes. Os danos provocados pelo laser nos eritrócitos atraem uma população de plaquetas, o que favorece a trombose intraluminal, diminuindo ainda mais o fluxo sanguíneo. Os lasers CW e de CO2 pulsado são normalmente utilizados para este processo.[10,41]

10.3.3 Ablação fototérmica (vaporização):

A ablação fototérmica é um processo direto. A energia do laser é absorvida pelo tecido e quando a temperatura é elevada acima dos 100°C, a água no tecido começa a vaporizar-se. Quando é adicionada energia suficiente para transformar a água de líquido em vapor, o tecido é rasgado pela expansão do vapor.[49] A fotovaporização é utilizada para incisão e remoção de tecidos. O CO2 superpulso e ultrapulso é normalmente utilizado para este fim.[41] O laser pode ser utilizado num modo incisivo com uma elevada densidade de potência no modo ultrapulso e um pequeno tamanho do ponto focal. Assim, as lesões pedunculadas ou as neoplasias podem ser ressecadas a partir da sua base. Quando a lesão é inacessível ao laser incisivo, pode ser utilizado o modo de onda contínua, que é varrido sobre o tecido-alvo ao mesmo tempo que o desfoca para uma área de ponto maior.[10] Para diminuir os danos térmicos laterais causados pela difusão térmica, o tecido deve ser ablacionado com um impulso de luz muito curto.[49]

10.3.4 Interações fotoquímicas:

O princípio básico do processo fotoquímico é que os comprimentos de onda específicos da luz laser podem ser absorvidos por cromóforos naturais capazes de induzir determinadas interações bioquímicas a nível celular.[60] As interações fotoquímicas podem ser mascaradas por efeitos de fotocoagulação.

Se a energia for fornecida a uma taxa de exposição suficientemente lenta para evitar um grande aumento da temperatura neste tecido, a fotoquímica pode ser um efeito dominante. A fotoquimioterapia é uma aplicação direta do mecanismo de interação fotoquímica a cromóforos exógenos introduzidos no tecido. Por exemplo, a PDT é utilizada para tratar tumores. Um fármaco fotossensibilizador é introduzido no tecido das células tumorais, que são depois expostas à radiação laser. Após a exposição, o fotossensibilizador produz um efeito tóxico nas células tumorais. É necessário escolher o comprimento de onda do laser que seja eficaz na produção do efeito fotoquímico e que possa penetrar no tecido de modo a que a dispersão ilumine um grande volume de tumor.[41] As reacções fotoquímicas induzidas por laser, como a fluorescência dos tecidos ou a reemissão fosforescente, podem ser utilizadas para fins de diagnóstico. Este processo é designado por **decomposição fotoquímica.**[60]

10.3.5 Ablação fotoquímica:

Este efeito é observado principalmente com a aplicação de raios ultravioleta extremos gerados por lasers excimer pulsados. No comprimento de onda mais curto, as ligações das moléculas na superfície do tecido são dissociadas numa quebra fotoquímica. Existe alguma evidência de interação térmica e termomecânica. A força explosiva resultante repele as moléculas da superfície a velocidades supersónicas, de modo a que a superfície ablacionada fique limpa, com poucos danos colaterais. Com os comprimentos de onda mais longos, a componente ablativa fotoquímica é reduzida e o efeito de vaporização fototérmica torna-se dominante.[60]

10.3.6 Efeitos fotomecânicos e fotoeléctricos:

Fotodisrupção, fotodissociação, fotoplasmólise e interações fotoacústicas são os termos utilizados para descrever tipos específicos de processos não térmicos de impulsos ultra-curtos de intensidade muito elevada. A fotodisrupção ocorre sempre que a energia dos fotões do feixe incidente excede as energias das ligações atómicas ou intermoleculares do tecido alvo. A fotodisrupção envolve três fases: ionização, formação de plasma e geração de ondas de choque. A ionização ocorre no tecido com uma elevada densidade de energia quando a intensidade do campo elétrico do feixe se torna suficientemente elevada para ionizar os átomos. Depois disto, forma-se um gás quente eletricamente carregado de electrões livres e iões positivos, ou plasma. Este é mantido pela absorção de energia do feixe incidente. À medida que a temperatura flutua dentro do campo elétrico do laser, os electrões dentro do plasma começam a vibrar, criando uma rápida expansão e contração que gera ondas de choque. A pressão exercida pela onda de choque acústica no alvo é responsável pela rutura mecânica do material do alvo. Os lasers Excimer e Q switched YAG mostram este tipo de interação tecidular com o tecido duro dentário.[60]

CAPÍTULO 11

APLICAÇÕES DOS LASERS EM MEDICINA DENTÁRIA

Desde que o laser de rubi foi desenvolvido por **Maiman (1960)**, os investigadores têm investigado as aplicações do laser em medicina dentária. Um laser é um dispositivo que transforma a luz de várias frequências numa radiação cromática nas regiões do visível, infravermelho e ultravioleta, com todas as ondas em fase, capaz de mobilizar imenso calor e potência quando focada a curta distância. **Stern e Sognnaes (1964)** e **Goldman et al (1964)** foram os primeiros a investigar as potenciais utilizações do laser de rubi em medicina dentária. Iniciaram os seus estudos de laser em tecidos dentários duros investigando a possível utilização de um laser de rubi para reduzir a desmineralização subsuperficial. De facto, encontraram uma redução na permeabilidade à desmineralização ácida do esmalte após a irradiação laser. Após as experiências iniciais com o laser de rubi, os clínicos começaram a utilizar outros lasers, tais como os lasers de árgon (Ar), dióxido de carbono (CO_2), neodímio: ítrio-alumínio-garnet (Nd:YAG) e érbio (Er):YAG.[46]

O laser pode ser utilizado para substituir os instrumentos dentários tradicionais para uma variedade de fins. Tradicionalmente, os procedimentos habitualmente realizados em medicina dentária envolvem a ação mecânica de instrumentos metálicos rígidos para cortar, perfurar ou raspar tecidos duros e moles. Os lasers podem ser utilizados eficazmente em medicina dentária devido à sua capacidade de cortar, incisar e ablacionar tecidos duros e moles. Outras propriedades inerentes à luz laser, como a absorção selectiva, a coagulação, a esterilização e os efeitos estimulantes nas estruturas vitais, oferecem algumas vantagens em relação às técnicas tradicionais, tornando os lasers o tratamento de eleição em determinadas situações.

Os potenciais benefícios derivados do tratamento a laser dependem em grande medida das propriedades únicas da energia laser num determinado comprimento de onda e da sua interação com os tecidos dentários. É importante reconhecer que, para aplicar esta nova tecnologia à medicina dentária, os resultados devem ser não só semelhantes ou equivalentes aos resultados da tecnologia estabelecida, mas também superiores. Ainda assim, permanece a questão de saber se os métodos experimentais de tratamento serão tolerados in vivo. É necessário ter cuidado ao interpretar os resultados de relatórios experimentais ou clínicos.

11.1 LASER EM MEDICINA ORAL

Uma série de lesões intra-orais pode ser tratada com laser. A importância da utilização do laser para biópsia e vaporização de lesões extensas e difusas da mucosa reside na velocidade incomparável, na eficácia e na tolerabilidade global em comparação com outras modalidades cirúrgicas. A mucosa de toda a cavidade oral pode ser vaporizada sem morbidade significativa para o paciente e sem grandes problemas de alimentação e hidratação quando o paciente recebe alta do hospital. **Strong et al (década de 1970)** utilizaram o laser de CO_2 para a excisão de lesões pré-malignas e malignas.

Apfelberg utilizou o laser de árgon para remover lesões vasculares, como hemangiomas e nevus flammeus, da região maxilofacial.

1. Úlceras aftosas

As úlceras aftosas são dolorosas e frequentemente recorrentes. O tratamento a laser das úlceras aftosas é uma alternativa à terapia farmacológica paliativa temporária. O laser proporciona alívio da dor e da inflamação, com cicatrização normal desta lesão oral incómoda e potencialmente recorrente.[103] Os lasers, quando utilizados em modo desfocado, removem as terminações nervosas expostas. A lesão pode ser tornada insensível a baixa potência em 4 minutos ou menos. O tempo de cicatrização é reduzido de forma significativa.[39,67]

2. Herpes Labial e Gengivoestomatite Herpética

Várias empresas comerciais de laser afirmam que a terapia laser de baixa intensidade (LLLT) é eficaz na diminuição dos efeitos das infecções pelo vírus do herpes. A infusão de laser interrompe a atividade do vírus, travando a progressão da lesão. Alguns estudos demonstraram um efeito imunoestimulante da terapia laser de baixa intensidade no tratamento do herpes simples e do herpes zoster. A terapia laser de baixa intensidade pode ser utilizada mesmo no período de latência entre as crises, para reduzir a incidência de recidivas.[38] O herpes labial tem sido tratado com sucesso com lasers Nd:YAG em modo de funcionamento livre.[67]

3. Lesões e doenças pré-malignas

A baixa morbilidade e a dor mínima geralmente associadas à ablação por laser tornam-na uma ferramenta valiosa no tratamento de lesões pré-malignas da mucosa.[103] **PJ Thomson et al** realizaram um estudo para determinar a eficácia da cirurgia de intervenção com laser de CO_2 no tratamento de lesões pré-cancerosas orais comprovadas histopatologicamente em 57 pacientes. A cirurgia a laser excisou com sucesso 55 lesões pré-cancerosas, 11 das quais apresentavam displasia ou neoplasia mais graves em comparação com a biopsia inicial. A cicatrização e a morbilidade pós-operatórias foram mínimas. Concluiu-se, assim, que a cirurgia laser de intervenção é aconselhável em comparação com o tratamento conservador dos cancros orais pré-cancerosos, para facilitar um tratamento eficaz e de baixa morbilidade e para estabelecer um diagnóstico histológico definitivo.[93]

4. Leucoplasia

Fausto Chiesa et al (1986) trataram 92 leucoplasias com cirurgia a laser de CO_2. **Felix WK Chu et al (1988)** utilizaram o laser de CO_2 para tratar 29 doentes com leucoplasia e fizeram um seguimento de 3 a 10 anos. Os resultados apoiaram o laser de CO_2 em relação aos modos de tratamento convencionais no que respeita à precisão da remoção de tecido, danos mínimos no tecido adjacente, efeito hemostático imediato, excelente cicatrização da ferida e destruição efectiva do tecido mucoso anormal, minimizando as recorrências.[15]

Roodenberg JLN et al (1991) trataram um total de 70 doentes com 103 leucoplasias com evaporação do laser de CO_2. Concluíram que se registou uma excelente cicatrização da ferida, praticamente sem cicatrizes. Os doentes foram acompanhados durante um período de até 12 anos (média de 5,3 anos), tendo-se registado uma taxa de cura de 90%.[78]

Gooris et al (1999) realizaram um estudo retrospetivo para avaliar os resultados do tratamento com a evaporação do laser de CO_2 em 27 casos de leucoplasia do lábio. Concluiu-se que a remoção selectiva do epitélio afetado com danos mínimos nas estruturas circundantes é possível utilizando a evaporação por laser de CO2, seguida de uma excelente cicatrização da ferida e de um bom resultado funcional. O tratamento pode ser efectuado sob anestesia local em regime de ambulatório e a taxa de recorrência é baixa em comparação com a taxa de recorrência após excisão cirúrgica.[36]

PS van der Hem et al (2005) trataram 200 pacientes com leucoplasias orais por evaporação do laser de CO2 de 1976 a 2004. Num período de acompanhamento de 1-219 meses, 89% das leucoplasias tratadas não apresentaram recidiva. Assim, este estudo com um longo período de seguimento mostrou que o laser é um bom tratamento profilático para a leucoplasia oral.[96]

5. Líquen plano oral

Manju Trehan, Charles R. Taylor (2004) efectuaram um estudo sobre o tratamento de 9 doentes sintomáticos com líquen plano oral comprovado por biópsia, utilizando o excimer laser, que não respondiam às terapias convencionais. Concluíram que o tratamento de baixa dose com o excimer laser de 308 nm pode ser muito eficaz no tratamento do líquen plano oral sintomático e especialmente erosivo.[94]

Mona Soliman et al (2006) efectuaram um estudo em 25 pacientes que sofriam de líquen plano oral persistente. Os doentes foram tratados com laser de díodo de 980 nm nas áreas afectadas da mucosa oral com modo desfocado até ao branqueamento da área tratada. Os doentes foram acompanhados, não tendo sido registadas complicações graves para além de um ligeiro edema e dor. A cicatrização completa ocorreu após a segunda semana. Após 6 meses de seguimento, só se registaram casos de recidiva em 3 doentes (12%). Concluiu-se, assim, que o laser de díodo (980nm) proporciona uma melhoria clínica acentuada sem necessidade de tratamento local ou sistémico.[93]

Vander Hem et al (2008) trataram 21 doentes com líquen plano oral com evaporação do laser de CO2 no período de 1973-2003. Durante o acompanhamento de 1-18 anos (média de 8 anos)

Verificou-se que 85% dos doentes estavam livres de dor, enquanto 15% registaram uma recorrência dolorosa após o tratamento. Assim, concluíram que, em doentes cuja condição não responde aos corticosteróides tópicos, a evaporação do laser de CO2 pode causar uma remissão dos sintomas a longo prazo e pode mesmo ser o tratamento de primeira escolha em doentes que sofrem de líquen plano oral doloroso.[95]

6. Fibrose submucosa oral

Jawahar R et al utilizaram o laser de díodo para tratar o trismo em doentes com fibrose submucosa oral. Concluíram que o laser de díodo é um método menos dispendioso e alternativo nos casos do grupo III e do grupo IVA em que a miotomia temporal bilateral e a coronoidectomia são consideradas a única solução. Além disso, esta técnica tem menos morbilidade e é adequada para a população asiática, uma vez que requer menos tempo de hospitalização e menos acompanhamento, em comparação com outros métodos cirúrgicos.[91]

Mohan Kameshwaran et al trataram 15 pacientes com fibrose submucosa oral que apresentavam trismo grave, através da lise das bandas fibróticas com um laser KTP-532 e tratamento adjuvante. Foram observados excelentes resultados num período de acompanhamento de 12 meses.[44]

Nayak DR et al utilizaram o laser KTP-532 para tratar 9 doentes com fibrose submucosa oral. O seu estudo indicou que é possível obter uma libertação adequada da fibrose submucosa oral utilizando um procedimento de libertação a laser KTP-532, com uma morbilidade mínima e resultados satisfatórios.[62]

7. Eritroplasia

A eritroplasia pode ser tratada por excisão cirúrgica e laser de CO2. É importante excisar a lesão de forma ampla e não profunda devido à natureza superficial das lesões displásicas e in situ.

8. Queilite actínica

Robert J. Stanley, Randall K. Roenik (1988) trataram três casos de queilite actínica com laser de CO2. Concluíram que a vaporização com laser de CO2 era um procedimento de consultório eficaz para o tratamento da queilite actínica, com excelentes resultados cosméticos e funcionais, especialmente quando comparado com a vermilonectomia padrão. Além disso, a morbidade foi mínima e o custo, quando realizado em ambulatório, foi favorável em comparação com a vermelonectomia.[86]

Robinson, numa série de 40 doentes, observou prospectivamente que o laser de CO2 é igualmente eficaz do que a vermilonectomia cirúrgica na eliminação da queilite actínica, sem recidiva. As complicações pós-operatórias, incluindo cicatrizes, são, no entanto, menos frequentes com a ablação a laser do que com outras modalidades de tratamento.[103]

9 . Carcinoma Verrucoso

O carcinoma verrucoso está associado ao consumo de tabaco. Apresentam-se como lesões exofíticas e podem ser facilmente ressecadas com dióxido de carbono e laser de contacto Nd:YAG, utilizando uma técnica excisional que inclui a base da lesão com margens amplas.[10]

10 Mucosite por radiação

A mucosite por radiação continua a ser uma complicação comum dos regimes de quimiorradioterapia de dose elevada, com complicações potencialmente graves devido à imunossupressão do recetor. A terapia laser de baixa intensidade (LLLT) tem-se revelado eficaz na redução da gravidade das lesões de mucosite oral e do tempo de cicatrização das feridas.

Cowen et al (1997), num ensaio aleatório, em dupla ocultação, utilizando a terapia laser de baixa intensidade He-Ne, examinaram a prevenção da mucosite oral resultante da quimiorradioterapia de alta dose antes do transplante de medula óssea. Este estudo demonstrou que a terapia laser de baixa intensidade aplicada profilaticamente durante a quimioterapia pode reduzir a gravidade da mucosite.[38]

Honey Arora et al (2008) estudaram a eficácia do laser de He-Ne na prevenção e no tratamento da mucosite oral induzida pela radioterapia em doentes com cancro oral. Os doentes foram submetidos a um scanner laser durante 8 dias e, subsequentemente, foram tratados com uma sonda laser em 6 locais anatómicos da cavidade oral durante 5 minutos cada. Os doentes foram avaliados em cada dia de tratamento relativamente à gravidade da dor, à incapacidade funcional e à mucosite provocada pela radiação, tendo sido acompanhados até ao final do tratamento. Concluíram que a terapia laser aplicada profilaticamente durante a radioterapia pode reduzir a gravidade da mucosite oral, a dor e a incapacidade funcional.[3]

11 Alívio da dor e ação anti-inflamatória

Diz-se que a terapia laser de baixa intensidade alivia a dor devida a várias etiologias e tem uma ação anti-inflamatória. Embora o mecanismo dos efeitos analgésicos da laserterapia de baixa intensidade não esteja bem esclarecido, pensa-se que esteja envolvido um aumento do limiar da dor através da alteração da estimulação neuronal e da inibição dos reflexos medulares. Além disso, a terapia com laser de baixa intensidade actua na síntese de prostaglandinas, aumentando a transformação da prostaglandina G2 e da prostaglandina H2 em prostaglandina 12. O efeito da terapia laser de baixa intensidade depende do facto de a luz laser penetrar nos tecidos e nos fluidos tecidulares. A energia pode ser absorvida onde a concentração de fluido é mais elevada e, por conseguinte, mais facilmente absorvida pelo tecido inflamado e edematoso. Tem sido afirmado que esta energia pode estimular várias reacções biológicas envolvidas no processo de cicatrização.[38]

12 Cicatrização de feridas

A cicatrização de feridas é um processo complexo com respostas locais e sistémicas e envolve vários tipos de células, enzimas, factores de crescimento e outras substâncias. A utilização da terapia laser de baixa intensidade na cicatrização de feridas demonstrou ser eficaz na modulação das respostas locais e sistémicas. Em estudos sobre as respostas dos fibroblastos aos lasers, foi relatado um aumento da divisão celular e da produção de colagénio. No entanto, é possível que os efeitos da terapia laser de baixa intensidade na cicatrização de feridas dependam não só da dose total de irradiação, mas também do tempo de irradiação e do modo de irradiação.[38]

11.2 LASERS EM RADIOLOGIA ORAL

1. Colimador guiado por laser

Chau et al (2006) avaliaram o efeito de um colimador guiado por laser na formação em radiografia intra-oral. Foi fabricado um colimador personalizado com quatro díodos laser vermelhos de baixa potência em cada canto do rebordo de uma caixa cúbica de liga de alumínio (fig.14,15). Quando ativado, as dimensões efectivas dos feixes de laser eram de 4 cm x 4,5 cm. 18 estudantes de higiene dentária foram divididos aleatoriamente em grupos de teste e de controlo. O grupo laser utilizou um colimador retangular com o dispositivo laser, enquanto o grupo não laser utilizou um colimador retangular convencional. Todas as radiografias foram avaliadas e classificadas em três categorias: Excelente, Aceitável e Repetente.

O grupo com laser produziu menos conecuts do que o grupo sem laser. O grupo do laser produziu mais radiografias excelentes com menos repetições do que o grupo sem laser. Assim, concluiu-se que o dispositivo colimador guiado por laser pode reduzir eficazmente o número de repetições num grupo de alunos principiantes em radiografia intra-oral. Após a aplicação do dispositivo, o número de repetições foi reduzido em quase 4%.[14]

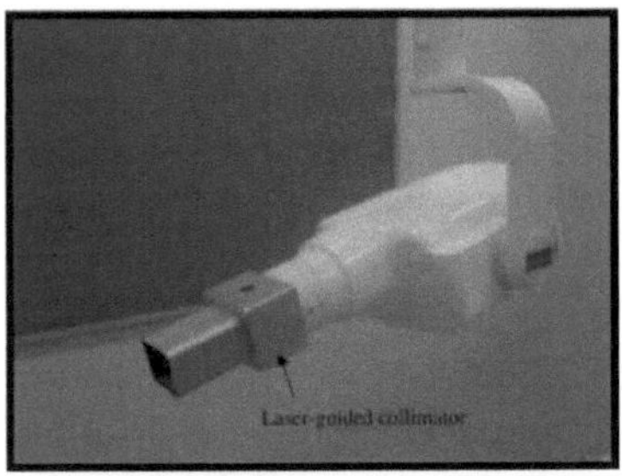

Fig. 14: O colimador guiado por laser montado no cone retangular de uma unidade de raios X intra-orais

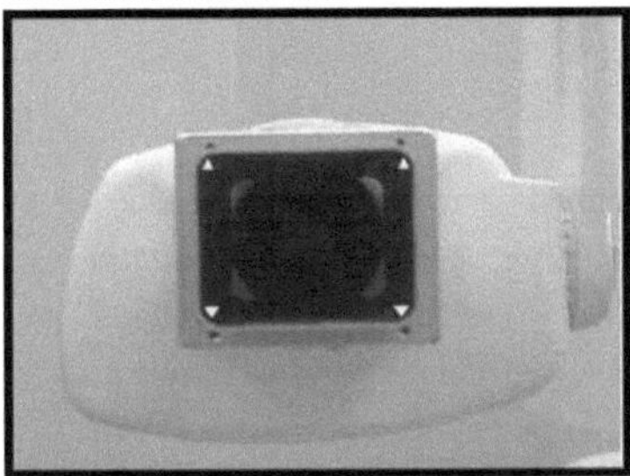

Fig. 15: Localização dos díodos laser (pontas de seta)

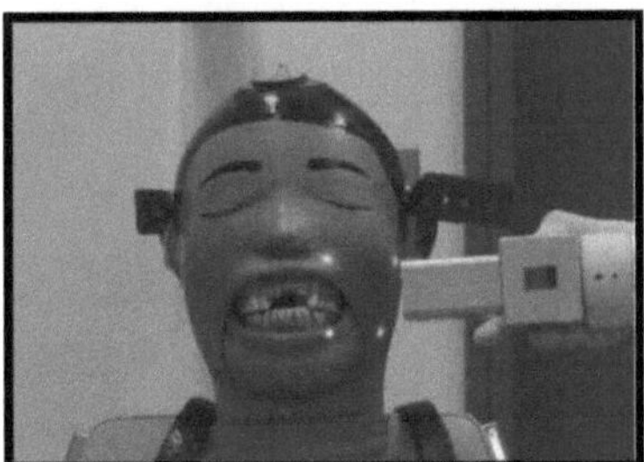

Fig. 16: Demonstração da utilização do colimador guiado por laser na realização de uma radiografia de bitewing

2. FOTODINÂMICA E FOTOQUIMIOTERAPIA

O tratamento do cancro é complicado devido à heterogeneidade das lesões neoplásicas. A radiação ionizante e a cirurgia têm potencial curativo, mas deixam vários efeitos adversos. As novas abordagens apontam para uma terapia medicamentosa sistémica com potencial curativo e toxicidade mínima para o hospedeiro, sendo a modalidade atual a terapia fotodinâmica.[45] A utilização mais antiga de substâncias sensíveis à luz (psoralens) no tratamento de doenças remonta a mais de 6000 anos, no antigo Egito. A utilização de extractos de plantas para restaurar a pigmentação da pele também foi referida em 1400 a.C. no Arthva-veda e os efeitos fototóxicos dos psoralens foram descritos com precisão mais tarde pelo médico árabe **Ibn El-Bitar (1250 d.C.).**[9]

Estudos recentes utilizaram a injeção intravenosa de agentes quimiossensibilizadores que também são fluorescentes, de modo que a localização do tumor também é viável com um sistema de imagem adequado. Quando estes tecidos são expostos à energia da luz, normalmente fornecida por um laser de corante sintonizável ou por um laser de árgon, a reação fotoquímica é catalisada, libertando os agentes tóxicos responsáveis pela morte celular e pela necrose do tumor. Relatórios recentes sugerem que a TFD induz a apoptose, o que dá uma nova perspetiva sobre a natureza da fotodestruição, para além do fotodano direto do tumor e do bloqueio vascular secundário. A terapia fotodinâmica (PDT) consiste na administração de fotossensibilizadores que são devidos ou químicos a um nível extremamente baixo ou não tóxico para o hospedeiro. Se esta substância química for absorvida ou retida durante mais tempo pelas células malignas do que pelas células normais, os tumores sensibilizados podem ser expostos, na presença de oxigénio, a um feixe laser de baixa energia com um comprimento de onda selecionado.[45]

a. Mecanismo de foto-oxigenação

Muitos corantes fotoquímicos e vários constituintes celulares naturais absorvem a luz e sofrem reacções fotoquímicas que causam danos nos tecidos. Este processo, a **ação fotodinâmica**, requer oxigénio e danifica as moléculas biológicas alvo por foto-oxigenação. O resultado é a desativação de enzimas e danos nas membranas por oxigenação de ácidos gordos insaturados e colesterol.

Foram identificados dois mecanismos de competição, o Tipo I e o Tipo II. Os factores que regem a competição são a concentração de oxigénio, as reactividades do substrato, o estado excitado do sensibilizador, a concentração do substrato e o tempo de vida do oxigénio singlete. A baixa concentração de oxigénio, a elevada reatividade do substrato, a elevada reatividade e concentração do sensibilizador e o curto tempo de vida do oxigénio singlete favorecem o mecanismo do tipo I, com o corante excitado a oxidar diretamente as macromoléculas celulares ou a formar radicais de oxigénio. A reação do tipo II, mais comum, ocorre quando um corante excitado reage com o oxigénio para produzir oxigénio singlete, contendo um eletrão transferido para um estado de energia instável superior.[9]

b. Caraterísticas do corante laser

O corante laser tem as seguintes caraterísticas[9]

1. O corante deve ser solúvel e permanecer estável em solução aquosa a pH fisiológico para permitir a circulação e a acumulação selectiva nas células.
2. Deve demonstrar captação e retenção selectivas por células malignas, permitindo a distinção entre células normais e malignas.
3. O corante laser deve poder ser transportado passiva ou ativamente para o interior das células tumorais e ter como alvo um organelo intercelular essencial. Por exemplo, o Rh-123 localiza-se nas mitocôndrias.
4. O comprimento de onda de emissão do laser deve corresponder aos máximos de absorção do corante. Por exemplo, o Rh-123 tem um pico de absorção nas células a 516 nm, que corresponde ao comprimento de onda do laser de árgon de 514,5 nm.
5. Não deve ser tóxico e deve ser rapidamente metabolizado para reduzir os potenciais efeitos secundários.

c. Agentes fotossensibilizadores

Os agentes fotossensibilizadores são [45]

1. HPD (derivados da hematoporfirina) e protoporfirina.

A HPD é uma mistura de monómeros constituída por hematoporfirina, protoporfirina e produtos de desidratação intermédios. Os HDP concentram-se preferencialmente no tecido tumoral, no fígado, baço, pulmão, rim, músculo e pele.

2. Os sensibilizadores de segunda geração incluem:
1. Clorinas
2. Purpurinas
3. Meta- Tetra hidroxil porfirina
4. Ftalocinaninas
5. Benzoporfirinas
6. Texafirinas
7. Ácido delta-aminolevulínico.

11.3 LASER NA CIRURGIA ORAL E MAXILOFACIAL

Os lasers têm desempenhado um papel fundamental na evolução da prática da cirurgia oral e maxilofacial.[88] Tornaram-se indispensáveis na cirurgia oral e maxilofacial como modalidade de tratamento na cirurgia dos tecidos moles. Com o avanço da tecnologia laser, a sua utilização também avançou. Os lasers não só permitem aos cirurgiões melhorar as actuais opções cirúrgicas de tratamento, como também contribuíram para a evolução de uma variedade de procedimentos. A incorporação do laser na cirurgia oral e maxilofacial conduziu a avanços na terapia cirúrgica e melhorou os cuidados prestados aos doentes. Os avanços na tecnologia laser irão permitir novos procedimentos e têm um papel importante no futuro da técnica minimamente invasiva. Estão a ser introduzidos como um instrumento eficaz para uma variedade de novas aplicações no âmbito da especialidade.[89] Os lasers têm sido introduzidos na cirurgia oral e maxilofacial desde meados da década de 1960.

Ackermann utilizou o laser Nd:YAG em várias cirurgias orais em pacientes hemofílicos. Assim, os lasers tornaram-se populares para alguns procedimentos devido às vantagens inerentes à hemostase, à diminuição da cicatrização e à redução da dor pós-operatória.[89] A grande variedade de procedimentos intra-orais efectuados com o laser de CO_2 pode ser categorizada em três técnicas básicas: incisão/excisão, vaporização/ablação e hemostase/coagulação.[103]

1. Técnicas incisionais/excisionais

O laser de CO2 é essencialmente utilizado como um "bisturi ligeiro" para efetuar cortes relativamente profundos e finos e é operado em modo focado.[43,103] No modo focado, a potência por unidade de área é maximizada e a profundidade do corte é aumentada, resultando num corte fino e profundo. Antes de iniciar um procedimento de incisão ou excisão, recomenda-se que a linha de incisão planeada seja delineada ou traçada num modo intermitente lento a moderado. Depois de a incisão proposta estar satisfatoriamente delineada, deve ser completada com o laser em modo contínuo.[10] Deve ter-se o cuidado de assegurar que o tamanho do ponto se mantém constante durante o procedimento, de modo a obter uma profundidade de incisão uniforme e homogénea.[103]

O laser Nd:YAG de contacto pode ser aplicado em biópsias incisionais e excisionais, especialmente em lesões da membrana mucosa. A ponta do bisturi é colocada num ângulo de aproximadamente 90° e é puxada através da superfície. O tecido é excisado movendo a ponta de contacto sob o tecido retraído.[10] A excisão a laser é mais desejável para qualquer lesão sólida de tipo exofítico. A técnica é independente da lesão e qualquer tecido pode ser excisado utilizando o mesmo método.[88] As lesões típicas que podem ser tratadas com laser incluem fibroma, mucocele, papiloma, neoplasia benigna das glândulas salivares, cálculos salivares, lesões da língua, vestibuloplastia, etc.[89]

Frame excisou nove mucoceles e rânulas com o laser de CO_2. A cápsula e as glândulas salivares menores associadas foram vaporizadas. Foi registada uma excelente hemostase, particularmente no pavimento da boca, rico em vasos.[10]

Azaz et al relataram 27 pacientes tratados com laser de CO_2 para sialolitíase submandibular durante um período de 28 meses; apenas um paciente apresentou recidiva dos sintomas, o que exigiu sialoadenectomia submandibular.[5]

Mintz et al compararam rânulas não penetrantes tratadas por vaporização versus marsupialização. Não se registou qualquer diferença na taxa de recorrência entre os dois grupos.[103] O fibroma pode ser removido rápida e facilmente com qualquer um dos lasers para tecidos moles. A lesão é circundada por uma borda de tecido normal. Quando a profundidade do tecido é atingida, é utilizada tração e retração para elevar o tecido para corte inferior e remoção completa. A cratera remanescente é assintomática e cicatriza por segunda intenção sem formação de cicatriz. O local cicatriza normalmente no prazo de um mês.[67]

O encerramento com sutura das áreas excisadas com o laser de CO_2 não é obrigatório. Devido à excelente hemostase e às baixas probabilidades de cicatrização pós-operatória, é muitas vezes aceitável permitir que as feridas com laser cicatrizem secundariamente. A epitelização das feridas com laser é lenta e, em muitos casos, ainda existe um coágulo fibrinoso após 2 semanas. O encerramento com suturas é, no entanto, adequado em áreas de interesse cosmético, como os lábios. Se forem utilizadas suturas, é aconselhável deixá-las no local durante mais tempo do que no caso de uma ferida com bisturi, devido ao atraso na epitelização que é caraterístico da cirurgia a laser.[103]

2. Técnicas hemostáticas

O laser de CO_2 é altamente absorvido pela hemoglobina e é ideal para o tratamento de lesões vasculares. Estes podem ser utilizados para excisar muitas lesões vasculares intra-orais. O dano térmico lateral normal do laser de CO_2 resulta na contração do colagénio contido nas paredes vasculares e manifesta-se pela constrição do lúmen do vaso, resultando na selagem dos vasos. Como resultado, os vasos que alimentam as lesões vasculares capilares e venosas pequenas são coagulados, permitindo a excisão em bloco das lesões vasculares.

Esta técnica é útil para o tratamento de lesões como hemangiomas capilares, hemangiomas cavernosos, lagos venosos, pequenas telangiectasias e varicosidades. O laser de CO_2 também pode ser utilizado para a hemostase de feridas, desfocando ligeiramente o feixe e coagulando os vasos de forma intermitente ou curta e contínua. Isto é particularmente útil na hemostase de locais doadores de enxertos de tecidos moles.[103]

3. Técnicas de vaporização

Uma das maiores vantagens do laser de CO2 é a capacidade de efetuar a ablação ou vaporização de lesões superficiais.[103] A vaporização é particularmente útil no tratamento de lesões superficiais e lesões pré-malignas da mucosa, tais como hiperqueratose, displasias epiteliais, queilite actínica, líquen plano, estomatite por nicotina, leucoplasia e melanose oral.[88,89] A técnica é efectuada com o laser em modo desfocado, o que aumenta o tamanho do ponto e diminui a densidade de potência e a profundidade de corte.[103] A vaporização de uma lesão impede um diagnóstico histológico. Por conseguinte, a vaporização só deve ser efectuada em áreas que tenham sido previamente submetidas a biópsias ou quando tenha sido feito um diagnóstico presumido razoável. A vaporização é vantajosa em lesões superficiais maiores que estão confinadas ao epitélio ou à submucosa superficial e em áreas anatómicas onde a excisão poderia comprometer estruturas anatómicas adjacentes, como o pavimento da boca.[103] A vaporização resulta em menos cicatrizes e maior preservação das propriedades elásticas do tecido do que a excisão com bisturi.[88]

4. Uvuloplastia assistida por laser

Kamami (1990) foi o primeiro a descrever a uvuloplastia assistida por laser (LAU) e tornou-se um procedimento popular.[10] É principalmente indicada para o tratamento do ressonar e do fenómeno da apneia obstrutiva do sono. O objetivo do procedimento é excisar a úvula e a porção inferior do palato mole para diminuir a obstrução e melhorar o fluxo de ar.[88]

No intra-operatório, a principal complicação que ocorre é a hemorragia. A hemorragia ocorre normalmente na base da úvula, a partir da pequena artéria que alimenta esta zona. O tratamento envolve a utilização de um bastão de nitrato de prata, electrocautério ou mesmo uma sutura de ligadura. Outra complicação intra-operatória é o engasgamento. O engasgamento não ocorre devido à ação sobre o palato mole, mas sim devido à depressão da língua para obter visibilidade. Esta complicação pode ser limitada retraindo minimamente a língua ou fazendo com que o doente segure a sua própria língua. As complicações pós-operatórias incluem hemorragia, insuficiência velofaríngea, comprometimento das vias aéreas, infeção e cicatrização. Os problemas de fala após a cirurgia têm sido maioritariamente relacionados com a fala hipernasal secundária ao envolvimento do músculo elevador do palato. Os doentes podem também queixar-se de uma sensação anormal na parte posterior da garganta.[87]

A uvuloplastia assistida por laser parece ser uma ferramenta segura e fiável no tratamento do ressonar e da apneia ligeira do sono, embora grande parte da documentação sobre este efeito seja subjectiva. Quando utilizada para a apneia do sono moderada a grave, existem ainda diferenças consideráveis de opinião na literatura quanto à sua eficácia, embora pareça, na maior parte da literatura, ser mais ou menos equivalente ao método de bisturi, com menos morbilidade. [87]

Vários estudos objectivos também demonstraram que a LAUP diminui o ressonar para níveis baixos e aceitáveis. **Lauretano et al (1997)** concluiu que o LAUP é eficaz para o ronco. No entanto, concluiu que a LAUP é ineficaz para todos os graus de apneia do sono. **Armstrong et al (1999),** num estudo subjetivo, mostraram que houve uma melhoria significativa na qualidade de vida após a LAUP em doentes que ressonavam habitualmente. Mas **Osman et al (2000)** não mostraram diferença significativa na melhora do índice de ronco.

5. Cirurgia artroscópica a laser

A artroscopia tornou-se o tratamento primário de eleição para os distúrbios cirúrgicos da articulação temporomandibular (ATM). Os lasers têm várias vantagens em comparação com a técnica cirúrgica convencional. O tecido doente pode ser removido sem contacto mecânico, diminuindo significativamente o trauma na cartilagem articular e nas superfícies sinoviais. Também proporcionam hemostasia dentro da articulação sem causar danos térmicos. Além disso, a cirurgia a laser é muito mais precisa e elimina a possibilidade de quebra e recuperação de instrumentos.[89]

Koslin (1990) começou a trabalhar em aplicações do laser de hólmio em pequenas articulações. É facilmente transmitido através da água. Também apresenta danos térmicos mínimos e é bem absorvido pelos tecidos.[47] O laser Ho:YAG pode remover e esculpir o tecido doente melhor do que os instrumentos mecânicos. O tamanho reduzido da ponta e a peça de mão de fibra ótica facilmente manipulável reduzem o tempo de operação e permitem o acesso a todas as áreas da ATM. Utilizando esta técnica, podem ser realizados em regime ambulatório procedimentos como a discectomia, a diskoplastia, a sinovectomia, a hemostase, a contração da fixação posterior, a eminectomia e o desbridamento da anquilose fibrosa.[89] O ambiente aquoso da articulação não permite a utilização de laser de CO_2 ou Er:YAG porque o líquido sinovial absorveria a energia do laser antes do contacto com o tecido da articulação.[89]

6. Revisão de cicatrizes a laser

As cicatrizes faciais podem ser tratadas com várias técnicas, tais como excisão cirúrgica, enxerto de pele, dermoabrasão, injeção de corticosteróides, radioterapia e crioterapia. Os avanços na tecnologia laser levaram a uma utilização crescente dos lasers de corante pulsado (PDL), Er:YAG e CO_2. A escolha do laser depende da qualidade da cicatriz, incluindo a sua cor e textura, do momento e do tipo de tratamento anterior. Os PDLs são designados por lasers vasculares porque têm como cromóforo alvo a hemoglobina e penetram na epiderme sem aprofundar. As PDLs são indicadas para cicatrizes hipertróficas e eritematosas da região maxilofacial. As PDLs de 585 nm visam especificamente os vasos sanguíneos no tecido cicatricial, levando à proliferação de fibroblastos e à diminuição da produção de colagénio. Também reduzem o eritema da cicatriz.

As cicatrizes atróficas são melhor tratadas com laser Er:YAG e CO_2. Estes lasers fazem a ablação do tecido superficial e provocam uma desepitelização profunda utilizando água como cromóforo. Suavizam as depressões na pele e estimulam a necrocolagénese para preencher o defeito residual. Mas podem ocorrer vários efeitos secundários e complicações com a revisão da cicatriz a laser. O doente pode apresentar eritema intenso, edema e secreção serosa. Outras complicações incluem infeção, milia, hiperpigmentação e hipopigmentação de início retardado. [89]

11.4 LASERS EM PERIODONTIA

A destartarização e o alisamento radicular são o método tradicional de controlo da microflora subgengival para o tratamento das doenças periodontais. No entanto, a remoção do cálculo utilizando instrumentos manuais convencionais tem sido considerada incompleta e bastante demorada. A fim de melhorar a eficácia e a eficiência do desbridamento da superfície radicular, têm sido utilizados vários dispositivos, como os scalers sónicos e ultra-sónicos e, mais recentemente, os lasers.[99] A utilização de lasers no tratamento periodontal torna-se mais complicada porque o periodonto é constituído por tecidos duros e moles. As inúmeras interações que tornam os vários comprimentos de onda do laser úteis como ferramentas terapêuticas estão apenas a começar a ser exploradas. O número de diferentes comprimentos de onda utilizados para procedimentos nos tecidos moles e na superfície radicular está a aumentar rapidamente à medida que se desenvolve uma melhor compreensão das interações da energia da luz coerente com os tecidos orais alvo.[39]

A história da terapia laser aplicada à periodontia começou no início da década de 1960 com o desenvolvimento dos lasers de árgon, dióxido de carbono e neodímio-ítrio-alumínio-granada (Nd:YAG). O próximo grande avanço no desenvolvimento da tecnologia laser para utilização em tecidos moles foi a introdução de um sistema de entrega por contacto para o laser Nd:YAG em 1984. Um dos primeiros lasers de CO_2 utilizados para aplicações em tecidos moles orais foi introduzido em 1987. Embora os lasers de CO_2 fossem geralmente utilizados num modo sem contacto, os mais recentes sistemas de entrega de guia de ondas ocas permitem a entrega focalizada da energia a 0,1 mm do tecido alvo, num modo de corte. [39]

Existem várias vantagens na utilização do laser em periodontia. Estas incluem hemostase, menos hemorragia pós-operatória, menos inchaço pós-operatório e redução da contagem de bactérias no local da cirurgia, menos necessidade de sutura, cicatrização mais rápida e menos dor pós-operatória. Além disso, a aceitação por parte dos doentes é elevada. Os estudos sobre a velocidade de cicatrização das feridas com laser em comparação com as feridas com bisturi são inconclusivos. Alguns autores sugeriram uma cicatrização mais rápida, outros mais lenta e outros ainda não referiram qualquer diferença. Pensa-se que a hemostase se deve ao aumento da ativação das plaquetas no local da ferida, o que leva à selagem dos vasos sanguíneos. Este facto também reduz a necessidade de sutura. Além disso, alguns lasers podem ser utilizados para soldar os bordos dos tecidos. A redução do inchaço parece estar relacionada com a selagem dos vasos linfáticos. A redução da população bacteriana é provocada pela interação do laser com a parte pigmentada das bactérias presentes nos tecidos da cavidade oral.[17]

White et al (1991) estudou os efeitos bactericidas do Nd:YAG em superfícies dentárias contaminadas e, subsequentemente, observou uma redução na contagem bacteriana. Também comparou as capacidades de corte do Nd:YAG com instrumentos cirúrgicos convencionais para tecidos moles e observou uma redução da necessidade de anestesia e da hemorragia pós-operatória.

Gold e Vilardi estudaram os efeitos do laser Nd:YAG na curetagem de bolsas periodontais e concluíram que podia ser utilizado sem danificar o tecido conjuntivo subjacente.[25]

Watanabe et al (1996) demonstraram uma remoção eficaz do cálculo subgengival sem efeitos secundários e uma redução sem problemas da bolsa após a destartarização com Er:YAG.[40]

Embora os lasers sejam utilizados na terapia periodontal há mais de 10 anos, os clínicos ainda mal começaram a explorar o seu enorme potencial. A relativa ausência de dor, a facilidade de utilização e a especificidade do local de aplicação do laser tornam-no ideal para a terapia periodontal. Estão agora a ser desenvolvidas aplicações para uma gama mais vasta de comprimentos de onda que oferecerão uma terapia útil, previsível e confortável para gerir o doente periodontal.[39] Os lasers utilizados na terapia periodontal incluem o árgon, o dióxido de carbono, o Nd:YAG, o díodo, o Er:YAG e o excimer XeCl. Estes estão a ser utilizados para os seguintes procedimentos:

1. recontorno de tecidos moles
2. desbridamento sulcular

3. hemostasia

4. ablação de tecidos moles, remoção de grandes massas de tecido

5. efeitos bactericidas em bolsas

6. Curetagem

7. desepitelização

8. ablação de tecidos moles finos

9. incisão

10. anestesia de tecidos moles

11. dessensibilização das raízes

12. cirurgia de implante de segunda fase

13. cirurgia ablativa óssea

14. alongamento de coroas de tecidos moles

15. biopsias excisionais

16. soldadura de tecidos moles

17. frenectomia

a. Laser de árgon

Os tecidos orais absorvem facilmente a luz azul-verde visível do laser de árgon, especialmente quando pigmentados com melanina ou hemoglobina. A conversão da energia em calor produz um efeito térmico que produz coagulação, vaporização ou ambos. A energia do laser de árgon é absorvida seletivamente por bactérias pigmentadas de preto. Os anaeróbios gramnegativos e de pigmentação negra são os principais agentes patogénicos putativos na lesão periodontal. O termo **Termólise de Bolsa a Laser** tem sido utilizado para descrever o controlo da flora patogénica da bolsa através da energia do laser de árgon, em conjunto com a destartarização e o planeamento radicular. A ponta do laser é inserida na bolsa, estendida até à base e movida circunferencialmente à volta do dente. Os agentes patogénicos, os depósitos de placa não aderente e alguma da placa aderente na superfície da raiz são carbonizados. Segue-se a instrumentação da raiz para remover o material da bolsa. Esta remoção deixa uma superfície radicular lisa, que é compatível com a cicatrização da lesão inflamatória dos tecidos moles. Embora o laser de árgon não se preste bem ao corte, devido à dificuldade em acumular energia suficiente na ponta, mesmo em modo de contacto, foram relatados trabalhos sobre a utilização deste laser para remover a hiperplasia gengival induzida pela fenitoína.[39]

John S Mattson et al (1998) utilizaram o laser de árgon para tratar um doente com um crescimento gengival excessivo induzido por medicamentos. O doente estava a ser tratado com fenitoína, ciclosporina e bloqueador dos canais de cálcio. Concluíram que o árgon pode ser utilizado para terapias de tecidos moles, como o crescimento gengival grave.[54]

b. Laser de dióxido de carbono

O laser de CO2 é carateristicamente muito absorvido pela água. É utilizado para uma grande variedade de procedimentos periodontais e de tecidos moles. Os lasers podem ser utilizados para a preparação da raiz, em complemento da instrumentação mecânica da raiz. Altera as caraterísticas da superfície da raiz e destrói a viabilidade do cálculo e dos depósitos de placa microbiana, mas não os remove da superfície da raiz. É bactericida, o que o torna um adjuvante útil na fase de redução inflamatória da terapia periodontal. A sua utilização é seguida da instrumentação da raiz, deixando uma superfície lisa, de modo a retardar a reformação da placa aderente. O laser de CO2 tem-se mostrado eficaz na gengivectomia em hiperplasia induzida por fenitoína e hipertrofia gengival resultante de outros estímulos inflamatórios.[39] O tratamento bem sucedido dos defeitos periodontais requer uma nova fixação da fibra do ligamento periodontal. A proliferação apical do epitélio das superfícies adjacentes da ferida ao longo de uma superfície de cicatrização interfere com a formação de uma nova ligação do tecido conjuntivo entre a superfície da raiz e o osso alveolar de suporte. Estudos demonstraram que o laser de CO2 pode efetivamente causar uma desepitelização profunda dos tecidos gengivais sem danificar o tecido conjuntivo subjacente.[17]

c. Laser Nd:YAG

Myers et al (1989) publicaram o primeiro artigo sobre o laser Nd:YAG pulsado na cirurgia periodontal. O laser de Nd:YAG pode ser utilizado nos modos de contacto e sem contacto para cortar e ablacionar tecidos. Uma vantagem distinta deste laser é que a ponta de fibra ótica acumula uma camada de tecido carbonizado na ponta. Esta ponta absorve altamente a energia do laser e maximiza a sua penetração nos tecidos. Devido à sua afinidade com a pigmentação, é especialmente útil na redução ou eliminação dos agentes patogénicos normalmente associados à periodontite. A utilização concomitante do laser durante a instrumentação radicular não só desintoxica a bolsa, como também remove a camada superficial de placa microbiana do cálculo subjacente e permite um alisamento radicular mais fácil e eficaz.

A gengivectomia e a gengivoplastia são realizadas facilmente em modo de contacto com lasers de onda pulsada ou contínua. A hemostase é excelente e o ressalto tecidular é mínimo. Quando utilizado corretamente, o laser pulsado não provoca danos térmicos profundos, o que resulta num desconforto pós-operatório muito reduzido. Esta capacidade de ablação do excesso de tecido também é útil na segunda fase de exposição da estrutura do implante. O desbaste gengival com o laser Nd:YAG pulsado é um método prático e indolor de preparação para impressões precisas e é um excelente substituto do fio de retração. O laser Nd:YAG pode remover tecidos gengivais hiperplásicos, recontornar e eliminar bolsas de tecido mole, sem coagulação térmica profunda ou danos nos tecidos adjacentes.

Michele de Benedittis et al (2007) utilizaram o laser de Nd:YAG para gengivectomia num doente com síndrome de Sturge-Weber e concluíram que o laser de Nd:YAG permite a excisão gengival em doentes com risco hemorrágico.[7] Outra aplicação do laser de Nd:YAG é nas frenectomias, que não contêm sangue e requerem um mínimo de anestesia. A camada de carvão deixada sobre a área de férmio ablacionada permite pouco ou nenhum desconforto e dor pós-operatória.[39]

d. Laser Erbium:YAG

Aoki et al demonstraram a eficácia do Er:YAG na remoção de cálculos subgengivais sob irrigação com água e sugeriram que este laser poderia ser aplicado clinicamente na descamação subgengival. Foi referido que a irradiação com laser Er:YAG apresenta elevadas propriedades bactericidas. Também inativa as toxinas bacterianas difundidas no cemento radicular.[40]

Yamaguchi et al sugeriram que a irradiação com laser de Er:YAG eliminava eficaz e rapidamente a maioria dos lipopolissacáridos nas superfícies das raízes extraídas e poderia ser útil para o condicionamento das raízes na terapia periodontal. Foi também referido que não foi produzida qualquer camada de esfregaço na superfície irradiada com laser de Er:YAG, em contraste com a destartarização manual e o planeamento radicular. Este facto sugere uma possível vantagem da terapia periodontal com laser. Temperaturas extremamente elevadas, como as registadas durante a irradiação com laser de CO_2, não ocorrem durante a irradiação com laser de Er:YAG com irrigação de água.[40]

Gaspirc et al mostraram que o laser Er:YAG altera a morfologia e aumenta o processo de difusão da superfície radicular sem qualquer dano térmico, enquanto o Nd:YAG altera a estrutura química. A remoção efectiva da gengiva descolorida juntamente com fragmentos metálicos pode ser conseguida utilizando um laser Er:YAG, sem dor ou recessão gengival. A aplicação do laser Er:YAG no osso em cirurgia oral e periodontal não é muito comum.[40]

Nelson et al referiram que o laser Er:YAG abla o osso de forma eficaz com danos térmicos mínimos nos tecidos adjacentes. **Lewandrowski et al**. referiram que a taxa de cicatrização após a irradiação com laser de Er:YAG pode ser equivalente ou mesmo mais rápida do que após a perfuração com broca. Assim, foi demonstrado que este sistema laser é útil para a ablação óssea e o recontorno ósseo durante a cirurgia periodontal.[40]

Ao utilizar o laser Er:YAG, existem riscos possíveis e é necessário ter cuidado para os minimizar. A utilização de energia elevada pode atrasar o crescimento e a adesão das células gengivais. Outro fator que limita a taxa de ablação a laser dos tecidos duros dentários é o risco de acumulação excessiva de calor no interior do dente. O calor excessivo pode resultar em danos indesejáveis na polpa e na superfície radicular, pelo que se aconselha a utilização de água como líquido de arrefecimento. Outras variáveis, como as taxas de repetição de impulsos e a duração dos impulsos, também têm de ser reguladas para obter o efeito desejado.[40] O laser Er:YAG pode ser utilizado para a desepitelização do retalho, o que permite que o tecido conjuntivo forme uma nova ligação à superfície da raiz.[99]

e. Laser de díodo

São úteis para a excisão de tecidos e para a redução de bactérias nas bolsas periodontais. O laser de díodo foi aprovado pela Food and Drug Administration para procedimentos em tecidos moles, como curetagem, incisões, desbridamento de bolsas e excisão ablativa. Também é útil na descontaminação da superfície do implante na peri-implantite devido à sua afinidade com microrganismos anaeróbicos. É igualmente útil para reduzir a inflamação gengival e proporcionar um efeito analgésico.[11]

11.5 LASERS EM MEDICINA DENTÁRIA CONSERVADORA

Deteção de cáries utilizando luz laser

Podem ser aplicados métodos de intervenção se as lesões cariosas puderem ser detectadas precocemente. Estes métodos incluem terapia antibacteriana, tratamento com flúor, restaurações conservadoras, selantes, tratamento a laser ou combinações destes métodos. A combinação da deteção precoce com novos métodos de intervenção e a gestão da cárie através da avaliação do risco será a medicina dentária preferida do futuro. Tem sido dada muita atenção à possível utilização de lasers para a deteção de cáries.[28] A utilização de lasers é o primeiro grande passo para atingir o objetivo de conservar o dente natural tanto quanto possível e de tratar a cárie como uma doença e não como algo que é corrigido por cirurgia. Os métodos de deteção precoce também permitiriam a realização de ensaios clínicos de métodos de intervenção num período de tempo mais curto e com menos indivíduos. Estudos anteriores concentraram-se nas diferenças de dispersão entre o esmalte saudável e o esmalte cariado e não tiveram êxito clínico, mas atualmente os desenvolvimentos baseados na fluorescência são promissores.[35]

Benedetto MD e Antonson DE (1988) investigaram a utilização do laser de CO2 para detetar cáries de fissuras oclusais e compararam-no com o método tradicional de exploração com um explorador em 50 molares e pré-molares humanos extraídos. Verificaram que o diagnóstico não era consistente nem com o explorador nem com o laser.[6]

Fluorescência

A fluorescência é um fenómeno bem conhecido na ciência e na tecnologia. Em termos simples, a luz num determinado comprimento de onda (comprimento de onda de excitação) é absorvida pelo tecido e emitida num segundo comprimento de onda mais longo (comprimento de onda de emissão). O fenómeno ocorre apenas quando existe uma substância específica que é excitada por um comprimento de onda de luz específico. **Stubell** foi o primeiro a registar a fluorescência dos dentes utilizando a excitação UV. **Eisenberg** relatou a fluorescência após excitação por luz azul. Utilizaram dentes humanos com e sem cáries dentárias e observaram que o espetro da região cariada era deslocado para a parte vermelha.[28]

Os sistemas de fluorescência a laser para a deteção de cáries dentárias têm sido particularmente populares. A fluorescência oferece uma maior sensibilidade do que os métodos visuais e tácteis convencionais. Também pode ser utilizada para lesões de superfície lisa nas superfícies cervicais dos dentes e para o reconhecimento de cáries por baixo de selantes de fissuras transparentes. A deteção de lesões proximais é tecnicamente mais difícil e, neste contexto, a fluorescência induzida por laser de árgon oferece um complemento valioso aos métodos convencionais. O conteúdo diferencial de água entre a cárie precoce da fissura e o esmalte oclusal sadio também levou ao desenvolvimento de métodos que utilizam o laser de dióxido de carbono para revelar essas lesões e modificar o sistema de fissuras para aumentar a resistência a futuros ataques de cárie. Duas das principais vantagens dos sistemas baseados em laser são a sua elevada sensibilidade e a ausência de riscos de radiação ionizante. Isto permitiu a sua utilização frequente para monitorizar lesões de cárie dentária e erosão dentária.[99]

Fluorescência laser quantitativa (QLF)

Nesta técnica, é utilizada uma fonte de luz azul filtrada para a deteção de cáries, mas é útil apenas para lesões de superfície lisa. A luz azul é utilizada para irradiar a superfície da lesão com uma peça de mão especial e a imagem é captada pelo computador. A lesão aparece como uma sombra contra o fundo fluorescente brilhante do esmalte sadio. A sombra pode dever-se principalmente ao aumento da dispersão na lesão. Este método é reprodutível e mostra uma grande promessa na deteção de um tipo limitado de lesão.

Fluorescência resultante da excitação de luz vermelha de superfícies oclusais

Durante a década de 1990, os investigadores partiram das observações anteriores de que a luz vermelha podia ser utilizada e descobriram que a fluorescência ocorria na região do infravermelho próximo. Este trabalho culminou com o desenvolvimento de dispositivos comerciais (Diagnodent, KaVo, Biberach, Alemanha). A luz vermelha do díodo laser é dirigida para a superfície oclusal por uma ponta de sonda especialmente concebida e o sinal fluorescente é filtrado da luz incidente e reenviado para o detetor através do mesmo dispositivo. O sinal aparece sob a forma de um número no instrumento, numa escala de 0 a 99. Quanto mais elevado for o número, maior é a cárie abaixo.[28] As vantagens do Diagnodent são a deteção de lesões incipientes e, por conseguinte, a intervenção precoce e um procedimento de fácil utilização. Existem limitações quanto à exatidão deste dispositivo, uma vez que a coloração extrínseca pode interferir com o sinal. Os resultados devem ser utilizados em conjunto com outros dispositivos clínicos. Também não consegue detetar cáries secundárias adjacentes a restaurações. Mesmo com estas limitações, este dispositivo mostra-se muito promissor como ferramenta funcional.

Prevenção de cáries utilizando luz laser

Os lasers foram introduzidos para a prevenção de cáries dentárias, quer antes da ocorrência de cáries, quer nas fases iniciais. Estudos demonstraram que o tratamento com laser de CO_2 do esmalte dentário pode inibir a progressão subsequente de cáries em laboratório até 85%. O grau de proteção contra a progressão da cárie proporcionado pelo tratamento inicial único com laser neste modelo foi comparável ao tratamento diário com flúor através de um dentífrico fluoretado.

Mecanismo de inibição da progressão da cárie

O carbonato é perdido do mineral de apatite carbonatada do dente durante a irradiação laser específica. A irradiação laser pulsada de CO_2 interage com os grupos fosfato no material dentário, que é preferencialmente absorvido e transformado de forma eficiente em calor e aumenta a temperatura para níveis que expulsam o carbonato, utilizando energias baixas com impulsos de $100^{\wedge}s$ ou menos. Os efeitos dependem do comprimento de onda e das caraterísticas do impulso. Ao ajustar as caraterísticas do laser, é possível obter um aquecimento ótimo à superfície, mantendo o aumento da temperatura na polpa a um nível seguro inferior a 4°C.[28]

Tagomori S (1989) comparou a aplicação de flúor com o tratamento a laser e concluiu que a aplicação de flúor após a irradiação a laser causou um aumento notável na resistência ácida do esmalte. Os efeitos do flúor na desmineralização e remineralização podem ser melhorados através de um tratamento laser adequado.[90]

Borggreven et al (1980) afirmaram que o laser aumenta a permeabilidade do esmalte, o que facilita a entrada de uma grande quantidade de flúor no esmalte apagado. [90]

Laurence J Walsh et al (1991) efectuaram um estudo in vivo para determinar a eficácia do laser de dióxido de carbono para selar as fossas e fissuras. Verificaram que os lasers de baixa potência induziam a fusão localizada e a ressolidificação do esmalte com pouca destruição da superfície. No caso de fissuras cariosas, o esmalte cariado foi vaporizado e o esmalte saudável adjacente fundiu-se para eliminar parcialmente o defeito. Assim, concluíram que o laser de CO_2 tem potencial aplicação no selamento de fossas e fissuras e na produção de alterações físico-químicas.[100]

Patel et al (1996) utilizaram o laser de CO_2 pulsado e verificaram que houve um aumento da resistência ácida quando avaliaram por análise química húmida.[68]

Procedimentos laser em tecidos duros

A preparação de cavidades utilizando lasers tem sido uma área de grande interesse de investigação desde que os lasers foram inicialmente desenvolvidos no início da década de 1960. Atualmente, vários tipos de laser, tais como os lasers Er:YAG, Er:YSGG e Er,Cr:YSGG, são utilizados habitualmente para a preparação de cavidades e remoção de cáries. Estes comprimentos de onda correspondem à gama de absorção máxima da água no espetro infravermelho. A absorção do laser Er:YAG é a mais elevada dos três, pelo que a sua eficiência de ablação é mais elevada. Estes sistemas laser podem ser utilizados para a remoção eficaz de cáries e preparação de cavidades sem efeitos térmicos significativos, danos colaterais na estrutura dentária ou desconforto para o doente. Os lasers dentários à base de Er também podem ser utilizados para remover restaurações de resina, compósito e cimento de ionómero de vidro e para gravar a estrutura dentária.

M.H. Niemz (1995) utilizou o laser de estado sólido de picossegundos Nd:YLF para a remoção de esmalte e dentina em 30 molares extraídos. Verificou que podiam ser obtidas cavidades muito precisas no esmalte e na dentina de molares humanos extraídos quando os impulsos de laser eram distribuídos em áreas bem definidas dos dentes. A microscopia eletrónica de varrimento mostrou que a qualidade das cavidades era superior à obtida por outros sistemas laser. As paredes das cavidades eram muito íngremes e as suas superfícies caracterizavam-se por uma estrutura selada. Afirmou ainda que, ao contrário dos sistemas de laser com impulsos de maior duração, os impulsos de laser de picossegundos fazem a ablação com menos danos térmicos na substância circundante. Os resultados dos testes de penetração do corante e da microscopia polarizada mostraram que mesmo os efeitos mecânicos das ondas de choque são insignificantes. Quando o laser Nd:YLF foi aplicado ao esmalte cariado, a taxa de ablação foi cerca de dez vezes superior à dos molares sãos, tornando assim o laser Nd:YLF num sistema laser seletivo para cáries.[102]

Collete et al (1997) efectuaram um estudo sobre a eficácia do laser Er:YAG para procedimentos em tecidos duros. Concluíram que era seguro e eficaz na remoção de cáries, na preparação de cavidades e no condicionamento do esmalte.[21]

Efeitos histológicos

Os estudos histológicos dos efeitos imediatos e a longo prazo do laser de Er para remoção de cáries, preparação de cavidades e modificação do esmalte (condicionamento a laser) não revelaram diferenças significativas. Ocorre uma hiperemia moderada na área imediata dos túbulos dentinários cortados. Existe uma arquitetura ordenada da camada odontoblástica e das zonas subodontoblásticas. Os efeitos observados após os procedimentos restauradores de rotina foram temporários, e a inflamação do tecido pulpar voltou ao normal no prazo de um mês após a cirurgia, como resultado da cicatrização normal. A dentina secundária (reparadora) era evidente. Existem sinais precoces de cicatrização e reparação. Nos dentes em que, radiograficamente, se verificou que a preparação cavitária a laser atingiu a polpa, não se registaram danos significativos na polpa no exame histológico. O laser pode ter um potencial efeito bactericida e selador sobre a polpa quando exposta.[35]

Evesrole et al (1997) efectuaram um estudo sobre o efeito do laser Er,Cr:YSG nos tecidos pulpares e periodontais de animais. Os seus resultados mostraram que este sistema laser era eficaz para a cirurgia de tecidos duros dentários e não exercia quaisquer reacções adversas pulpares ou periodontais. Assim, defenderam a realização de ensaios clínicos para a utilização deste sistema em dentisteria de restauração.[26]

11.6 LASERS EM ENDODONTIA

Weichman e Johnson (1971) foram os primeiros a utilizar o laser em endodontia, tentando selar o forame apical in vitro com o laser de CO_2. Embora o seu objetivo não tenha sido alcançado, foram obtidos dados relevantes e interessantes suficientes para encorajar um estudo mais aprofundado.

Weichman et al (1972) tentaram posteriormente selar o forame apical utilizando o laser Nd:YAG. Na endodontia, o laser é utilizado para o diagnóstico pulpar, hipersensibilidade dentinária, capeamento pulpar e pulpotomia, esterilização de canais radiculares, modelação e obturação de canais radiculares e apicectomia.[46]

1. Teste de vitalidade da polpa

A fluxometria Doppler laser (LDF), que foi desenvolvida para avaliar o fluxo sanguíneo em sistemas microvasculares, pode também ser utilizada para o diagnóstico do fluxo sanguíneo na polpa dentária. Este sistema permite obter uma avaliação direta da vitalidade da polpa dentária, determinada pela presença ou ausência de fluxo sanguíneo pulpar. A luz laser é transmitida à polpa dentária por meio de uma sonda de fibra ótica colocada contra a superfície do dente. A luz reflectida é detectada por uma fotocélula na superfície do dente e a sua saída é proporcional ao número e à velocidade das células sanguíneas.[85] Quando utilizado para avaliar a vitalidade dos dentes, o tamanho do sinal obtido de um dente de controlo vital pode ser comparado com o do dente suspeito. O sinal do dente vital deve ser maior do que o do dente não vital.[46] Esta técnica original utilizou um feixe de luz de um laser de hélio-néon (He-Ne) que emite a 632,8 nm.[13] **Watson et al (1992)**, **Zang et al (1996)** usaram 780nm e **Vongsavan & Matthews (1993)** e **Hartmann et al (1996)** usaram 780nm a 820nm para laser semicondutor.[46] **Arata Ebihara et al (1996)** utilizaram o LDF para medir o fluxo sanguíneo pulpar num dente com fratura horizontal da raiz e concluíram que era preciso.[23]

Os lasers usados para LDF são geralmente de baixa potência, de 1 ou 2mW, e não há relatos de lesão pulpar por esse método. A outra utilização do laser para diagnóstico relacionado com a endodontia foi a aplicação de um sistema de excimer laser que emite a 308 nm para a deteção de tecido residual dentro dos canais.[46] A principal vantagem desta técnica, em comparação com o teste da polpa eléctrica, é que não depende do estímulo doloroso para determinar a vitalidade dos dentes. Além disso, os dentes que tenham sido traumatizados recentemente ou submetidos a cirurgia ortognática não apresentam um teste de vitalidade falso negativo com o laser. Garante a medição objetiva da vitalidade da polpa e pode ser utilizado em pacientes com dificuldade de comunicação ou em crianças pequenas, cujas respostas podem não ser fiáveis.[85]

A fluxometria Doppler a laser tem algumas limitações. Pode ser difícil obter a reflexão do laser em determinados dentes. Os dentes anteriores têm esmalte e dentina mais finos, pelo que não apresentam este problema. Nos molares, o esmalte e a dentina são espessos, podendo causar variação no fluxo sanguíneo pulpar.[28] As diferenças na saída do sensor e a calibração inadequada pelos fabricantes podem ditar a utilização de várias sondas para uma avaliação exacta.[85]

2. Aplicação do laser na hipersensibilidade:

Têm sido feitas tentativas clínicas para selar os túbulos dentinários de modo a diminuir a permeabilidade da dentina e, assim, diminuir a hipersensibilidade da dentina. Alguns autores referem que os lasers podem agora proporcionar um tratamento fiável e reprodutível, documentando taxas de sucesso de até 90%. Os lasers utilizados para o tratamento da hipersensibilidade dentinária dividem-se em dois grupos: lasers de baixa potência de saída [lasers de He-Ne e de gálio/alumínio/arseneto (GaAlAs)] e lasers de média potência de saída (lasers de Nd:YAG e CO_2).

Senda et al (1985) e **Matsumoto et al (1986)** utilizaram o laser de He-Ne com emissão de 632,8 nm para o tratamento da hipersensibilidade dentinária, com uma potência aproximada de 6mW durante 1-3 minutos. A eficácia pode ser de até 90%. Utilizando o laser de GaAlAs, os comprimentos de onda mais frequentemente aplicados foram 780nm e 830 nm. Os parâmetros utilizados para o tratamento da hipersensibilidade dentinária foram 30mW durante 0,5-3 min. Verificaram que a eficácia foi avaliada em até 80%. **Matsumoto et al (1985)** foi o primeiro a investigar o laser Nd:YAG (comprimento de onda de 1,064 mm). Verificou que a sua taxa de eficácia era de 75%.

P. Renton-Harper et al (1992) utilizaram o laser Nd:YAG em 30 pacientes que sofriam de hipersensibilidade dentária. O seu estudo mostrou que o laser de Nd:YAG era satisfatoriamente eficaz no tratamento da hipersensibilidade dentinária. Salientaram que se tratava de um tratamento simples, rápido e eficaz, com poucos efeitos secundários. Além disso, os doentes consideraram o tratamento menos traumático do que a maioria dos procedimentos dentários e ficaram aliviados desta condição que, de outro modo, era difícil de resolver de forma satisfatória.[100] **Moritz et al (1996)** relataram o tratamento da hipersensibilidade dentinária utilizando o laser de CO_2 com uma taxa de sucesso superior a 90%.

O mecanismo que provoca uma redução da hipersensibilidade é, na sua maioria, desconhecido, mas pensa-se que o mecanismo para cada laser é diferente. São propostos dois mecanismos possíveis para a redução da hipersensibilidade. O primeiro mecanismo implica o efeito direto da irradiação laser na atividade eléctrica das fibras nervosas dentro da polpa dentária observada nos lasers de baixa potência (lasers de He-Ne). Foi sugerido que a irradiação com laser He-Ne pode afetar a atividade eléctrica (potencial de ação) e não afetar os nociceptores periféricos das fibras A8 ou C.[46,85] O segundo mecanismo envolve a modificação da estrutura tubular da dentina através da fusão e fusão do tecido duro ou da smear layer e subsequente selagem dos túbulos dentinários.[85] Utilizando o laser de CO_2 com energias laser moderadas, consegue-se principalmente o selamento dos túbulos dentinários, bem como a redução da permeabilidade. **Fayad et al (1996)** afirmaram que a irradiação com laser de CO_2 pode causar dessecação dentinária, produzindo um alívio clínico temporário da hipersensibilidade dentinária.[46]

3. Diagnóstico diferencial de pulpite
a. Polpa normal e pulpite aguda

Quando a polpa normal é estimulada por um laser Nd:YAG de 2W e 20 impulsos por segundo a uma distância de 10 mm da superfície do dente, a dor é produzida num período de 20 a 30 segundos e desaparece num par de segundos após a interrupção da estimulação laser. No caso de pulpite aguda, a dor é induzida imediatamente após a aplicação do laser e continua durante mais de 30 segundos após a paragem da estimulação.[53]

b. Puplite Serosa Aguda e Pulpite Supurativa Aguda

Pode ser obtido através da combinação da medição da resistência da corrente eléctrica à cárie e da duração da dor induzida pela estimulação laser. Se a resistência eléctrica da polpa for superior a 15,1mQ e o paciente sentir dor durante mais de 30 segundos, o diagnóstico é pulpite serosa aguda. Por outro lado, na pulpite supurativa aguda, a resistência é inferior a 15,1 mQ e o doente sente dor durante mais de 30 segundos.[53]

4. Encerramento indireto da pasta

A descoberta do fecho dos túbulos dentinários pela energia laser e os efeitos sedativos do laser na pulpite levaram à sua utilização em cavidades profundas, cavidades hipersensíveis e cavidades que requerem tratamento sedativo. Quando se utiliza o laser Nd:YAG pulsado, aplica-se tinta preta na superfície do dente e utiliza-se um spray de ar para arrefecimento, de modo a evitar lesões pulpares.

Pensa-se que o mecanismo de sedação pelo laser é idêntico ao da sedação da hipersensibilidade da dentina pelo laser. Quando se utiliza o laser de CO_2, o tecido dentário não deve ser irritado pela exposição a lasers de alta energia durante longos períodos de tempo. Em alguns casos, recomenda-se que este laser seja utilizado com uma solução de amónio e prata a 38%. Estes tratamentos devem ser efectuados sob anestesia local.[53]

5. Encerramento direto da pasta

Melcer et al (1987) descreveram pela primeira vez o tratamento com laser dos tecidos pulpares expostos utilizando o laser de CO_2 em cães para obter hemostase. **Ebihara et al (1988, 1992)** utilizaram o laser Nd:YAG em ratos e cães. Os seus resultados mostraram que os lasers facilitaram a cicatrização pulpar após irradiação a 2W durante 2 segundos. **Moritz et al (1998b)** relataram que o laser de CO_2 era uma ajuda valiosa no capeamento pulpar direto em pacientes humanos.[46] Quando se utiliza o laser de CO_2 para este tratamento, a irradiação laser da polpa dentária exposta deve ser efectuada para parar a hemorragia e esterilizar a área à volta da exposição. A irradiação laser deve ser efectuada irrigando alternativamente com hipoclorito de sódio a 8% e peróxido de hidrogénio a 3% durante mais de 5 minutos. A pasta de hidróxido de cálcio deve ser utilizada para cobrir a polpa exposta após o tratamento com laser, após o que a cavidade deve ser firmemente selada com cimento, como o cimento de carboxilato. Foi registada uma taxa de sucesso de 89%. Pensa-se que a elevada taxa de sucesso se deve ao controlo da hemorragia, desinfeção, esterilização, carbonização e efeitos de estimulação nas células da polpa dentária. O Nd:YAG, o árgon, o díodo semicondutor de CO_2 e o Er:YAG foram testados para o capeamento direto da polpa.[53]

6. Amputação da polpa vital

O laser pode ser utilizado para estancar hemorragias e para a estimulação celular durante procedimentos de amputação da polpa vital. Normalmente, é utilizado o laser de CO_2, que deve ser efectuado de forma tão intermitente quanto possível para evitar a exposição excessiva da energia do laser. Quando é necessário efetuar a ablação do tecido pulpar na porção apical do canal radicular, são necessárias várias exposições ao laser. Como resultado, a camada de carbonização formada na superfície do tecido pulpar pela energia do laser deve ser removida através de irrigação alternativa com peróxido de hidrogénio a 3% e cloreto de sódio a 5,25%. Embora seja possível utilizar apenas o laser de CO_2, isto requer um tempo significativo e o tecido pulpar pode ser danificado pela energia do laser. Recomenda-se a utilização do laser de CO_2 apenas para hemostasia pulpar após amputação da polpa vital com uma escavadora ou broca. Existem alguns problemas relacionados com a aplicação do laser de Nd:YAG pulsado para a amputação da polpa vital. Este laser não deve ser utilizado em vez de uma escavadora e uma broca. O laser de Nd:YAG pulsado deve ser usado apenas para hemostasia pulpar, sedação, efeitos anti-inflamatórios e estimulação da célula pulpar remanescente. Os lasers de He:Ne e de díodo semicondutor de baixa potência são lasers alternativos para estes fins. O laser de díodo semicondutor de média potência está a ser desenvolvido e posto em prática para este fim.[53]

7. Pulpotomia e Pulpectomia

Shoji et al (1985) foi o primeiro a efetuar pulpotomia a laser utilizando o laser de CO_2 em cães. **Ebihara (1989)** e **Kato et al (1989)** realizaram trabalhos semelhantes utilizando o laser Nd:YAG em cães e ratos, respetivamente. **Kurumada (1990)** utilizou o laser semicondutor Ga-As para este fim em ratos.

Wilkerson et al (1996) utilizaram o laser de árgon em suínos. **Ebihara (1989)** verificou que a cicatrização da ferida da polpa irradiada parecia ser melhor do que a dos controlos ao fim de 1 semana, e a formação de pontes de dentina na polpa irradiada foi estimulada ao fim de 4 e 12 semanas após a operação, utilizando o laser Nd:YAG.

Wilder-Smith et al (1997) e **Dang et al (1998)** verificaram que a pulpotomia com laser de CO_2 é muito bem sucedida, mesmo em dentes com grandes áreas de exposição, sujeitos a contaminação bacteriana durante vários dias.[85]

8. Preparação da cavidade de acesso e alargamento do orifício do canal radicular

O laser Er: YAG e o laser Er, Cr:YSGG, que abla o esmalte e a dentina, foram desenvolvidos e melhorados. Como resultado, estes lasers poderão em breve substituir a turbina de ar, o alargador Peeso e a broca Gates Glidden como método principal de tratamento. A extirpação de canais radiculares infectados pode ser efectuada com estes lasers. Em particular, esta técnica é útil nos casos em que os instrumentos Peeso e Gates Glidden não podem ser inseridos no dente devido à dificuldade de abertura da boca e nos casos em que é difícil encontrar os orifícios do canal radicular.[53]

9. Remoção de restos de polpa e detritos no forame apical

O laser Nd: YAG pulsado foi utilizado para remover restos de polpa e detritos que se depositam no forame apical e a uma potência de 2W a 20 pps durante 1 segundo. Deve ser utilizado um intervalo de 5 segundos se a irradiação com laser for efectuada duas ou três vezes. Deve aplicar-se um pouco de tinta preta na parede do canal radicular ou no forame apical. Os efeitos desta irradiação laser no forame apical incluem a esterilização, a remoção de restos de polpa, o controlo da hemorragia e a estimulação das células que rodeiam o ápice da raiz, bem como o desbridamento da superfície. Os investigadores demonstraram que a limpeza do canal é melhorada quando comparada com as técnicas convencionais.[53]

10. Preparação da parede do canal radicular

Foi desenvolvido um laser que pode cortar o esmalte e a dentina com fibras ópticas finas, tornando possível a remoção do tecido pulpar e a preparação dos canais radiculares. Apenas os canais rectos e ligeiramente curvos são indicações para a aplicação deste tratamento.[53] **Weichman e Johnson (1971)** aplicaram pela primeira vez o laser nos canais radiculares, tentando selar o forame apical in vitro através de um laser de CO_2 de alta potência. **Weichman et al (1972)**, utilizando o laser Nd:YAG, tentaram selar in vitro a entrada do canal radicular no ápice de um dente. O desenvolvimento de uma fibra fina para o laser de Nd:YAG estimulou a sua aplicação nos canais radiculares. Uma vez que a absorção da irradiação do laser de Nd:YAG é melhorada pela tinta preta, esta potencia os efeitos do laser nos canais radiculares.[46]

Tewfik et al (1993) e **Machida et al (1995)** efectuaram um estudo que demonstrou que a irradiação com o laser de titanil fosfato de potássio (KTP) (532 nm) era capaz de remover a smear layer e os resíduos dos canais radiculares. **Cernavin (1995)** demonstrou que a irradiação com o laser de hólmio (Ho):YAG era um meio eficaz de ablação da dentina e pode ser adequado para o corte da dentina.

Dankner et al (1997) utilizaram o laser de cloro xénon (XeCl) (comprimento de onda de 308nm) e verificaram que este podia fundir a dentina e selar os túbulos dentinários expostos.[46] A ponta do laser deve deslizar suavemente da porção apical para a porção coronal, enquanto se pressiona a ponta do laser contra a parede do canal radicular sob jato de água. Deve-se ter cuidado para que os detritos no forame apical não sejam empurrados para o tecido periapical. Quando a fibra do laser não pode ser inserida nos canais radiculares, o tratamento com laser deve ser efectuado após a realização da preparação habitual do canal radicular com escareadores e limas. Vários estudos demonstraram que a smear layer foi completamente removida e que os túbulos dentinários na parede do canal radicular foram abertos com esta técnica. Para este efeito, a irradiação laser deve ser efectuada após ou em combinação com a preparação habitual do canal radicular. O tempo necessário para o procedimento também foi reduzido.[53]

11. Esterilização ou desinfeção de canais radiculares infectados

O laser é uma ferramenta eficaz para matar os microrganismos devido às caraterísticas da energia do laser e do comprimento de onda. Os canais radiculares infectados são uma indicação para este tratamento com laser, mas a aplicação a canais radiculares infectados extremamente curvos e estreitos parece difícil. O laser Nd:YAG pulsado tem sido recomendado para este tratamento devido à facilidade de controlo da energia laser e da fibra laser.

A colocação de cerca de 38% de solução de prata de amónio, cloreto de sódio ou EDTA nos canais radiculares é recomendada para aumentar o benefício e irradiada com o laser Nd:YAG pulsado.[53] **Zakariasen et al (1986), Rooney et al (1994) e Ramskold et al (1997)** realizaram estudos utilizando CO_2 para esterilização de canais radiculares e vários estudos foram realizados utilizando lasers Nd:YAG.[46] Os lasers de diodo semicondutor, Er:YAG, XeCl e outros têm sido considerados para uso neste tratamento.[46,53]

Existem várias limitações que podem estar associadas à utilização intracanal do laser. A emissão da energia do laser a partir da ponta da fibra ótica ou da guia do laser é direcionada ao longo do canal radicular e não necessariamente lateralmente às paredes do canal radicular. Assim, não é possível obter uma cobertura uniforme da superfície do canal. Outra limitação é o potencial dano térmico aos tecidos periapicais.[85]

Stabholz et al (2003) relataram o desenvolvimento de uma ponta endodôntica que pode ser utilizada com o sistema laser Er:YAG. Foi aprovada pela Food and Drug Administration para utilização em tecidos dentários duros. O laser é emitido através de um tubo oco que permite a emissão lateral de irradiação, em vez da emissão direta através de uma única abertura na extremidade mais distante.[85]

12. Fecho dos forames apicais e obturação

Os forames apicais podem ser fechados com laser Nd:YAG pulsado combinado com pontos de guta-percha seccionados ou combinados com compósito fotopolimerizável e árgon. Pensa-se que a guta-percha é derretida pela energia térmica do laser. **Anic e Matsumoto** investiram na obturação do canal radicular com guta-percha seccionada e laser Nd:YAG pulsado através do método de condensação vertical. A desvantagem desta técnica é o facto de consumir muito tempo e, por conseguinte, não ser prática.[85]

13. Prevenção da fratura dentária por laser

Os dentes sem polpa têm tendência para fraturar. Para evitar estes casos, estão a ser desenvolvidas novas técnicas de laser. Os dentes tratados com solução de prata e amónio a 38% não se fracturam facilmente. Para este tratamento podem ser utilizados lasers pulsados de Nd:YAG, CO_2 e árgon. A irradiação laser é efectuada a 2 ou 3W e durante cerca de 20 segundos em combinação com solução de amónio e prata a 38% até que a superfície do dente fique prateada e espelhada sob arrefecimento a ar.[53]

14. Laser na apicectomia

A justificação para a utilização do laser na cirurgia endodôntica periapical inclui a melhoria da hemostase e a boa visualização do campo operatório, a potencial esterilização do ápice radicular contaminado, a potencial redução da permeabilidade da dentina da superfície radicular, a redução da dor pós-operatória e a redução do risco de contaminação do local cirúrgico através da eliminação da utilização de peças de mão com turbina de ar que produzem aerossóis.

Miserendino (1988) iniciou investigações clínicas para o uso do laser de CO_2 na apicectomia e tratou com sucesso um abcesso apical secundário. Esperava-se que o uso deste laser selasse os túbulos dentinários na porção apical da raiz e esterilizasse a área afetada.

Sumitomo e Furuya (1988) efectuaram a apicectomia utilizando o laser Nd:YAG. **Maillet et al (1996) concluíram** que a reparação tecidual das superfícies radiculares pouco ressecadas foi retardada quando comparada com as ressecadas com broca. A utilização do laser Er:YAG resultou numa melhor cicatrização e diminuiu o desconforto pós-operatório. A utilização deste laser para a preparação retrógrada de cavidades em dentes extraídos mostrou que o tempo de trabalho com o laser Er:YAG é significativamente menor do que com instrumentos ultra-sónicos.[46]

15. Lesões periapicais do trato sinusal

O Nd:YAG e o CO_2 pulsados podem ser utilizados para acelerar a cicatrização de feridas em combinação com o tratamento endodôntico ou cirúrgico. A ponta da fibra pode ser inserida no trato e retirada lentamente do ápice da raiz para sair através do trato sinusal. Este tratamento é geralmente efectuado três a quatro vezes durante uma consulta, uma ou duas vezes por semana, até que o trato sinusal desapareça.[53]

16. Esterilização de alargadores endodônticos

Adrian e Gross (1979), Hooks et al (1980) e Powell Whisenant (1991) utilizaram lasers (Ar, CO_2, Nd:YAG) para esterilizar instrumentos dentários. Os resultados indicaram que os três lasers são capazes de esterilizar instrumentos dentários selecionados; contudo, o laser de árgon foi capaz de o fazer de forma consistente ao nível de energia mais baixo de 1 W durante 2 min.

17. 7 LASERS EM MEDICINA DENTÁRIA ESTÉTICA

Os pacientes sempre manifestaram o seu desejo de ter dentes mais brancos e sorrisos visualmente atractivos. Atualmente, os lasers dentários contribuem significativamente para o campo da medicina dentária estética. Ao considerar os componentes de um sorriso, os dentistas cosméticos concentram-se em melhorias relacionadas com a cor, a forma, o alinhamento e a função dos dentes, bem como com a qualidade da arquitetura gengival.

Branqueamento a laser

O objetivo do branqueamento a laser é conseguir o processo de branqueamento mais potente possível, utilizando a fonte de energia mais eficiente e evitando quaisquer efeitos adversos. A utilização do laser de árgon 488nm como fonte de energia para excitar a molécula de peróxido de hidrogénio oferece mais vantagens do que outros instrumentos de aquecimento. O laser de árgon excita rapidamente a molécula de peróxido de hidrogénio, que já é instável e reactiva. A energia é então absorvida por todas as ligações intramoleculares e intermoleculares e atinge vibrações de estado próprio. A molécula de peróxido de hidrogénio desfaz-se em diferentes fragmentos iónicos extremamente reactivos que se combinam rapidamente com a estrutura cromofílica das moléculas orgânicas, alterando-as e produzindo cadeias químicas mais simples. O resultado é uma superfície dentária visualmente branqueada.[37]

Existem cinco tipos de laser atualmente utilizados na prática estética dentária: árgon, CO_2, díodo, érbio e Nd:YAG pulsado.[1] O conceito de branqueamento a laser envolve a mistura de 50% de peróxido de hidrogénio num perborato de sódio. A energia do laser de árgon é utilizada primeiro para remover manchas de cor profunda, seguida de um laser de CO_2, que emite energia térmica de infravermelhos médios que é rapidamente absorvida pela água e pela pasta de branqueamento húmida. A pasta de branqueamento é aplicada várias vezes; os dentes são então limpos, seguidos de uma camada final de gel de flúor. O laser de CO_2 é então ativado para promover a remineralização da superfície dentária. Deve-se ter cuidado ao utilizar o laser de CO2, pois a caraterística deste comprimento de onda é térmica e bem absorvida pela água e pela hidroxiapatita, que são os componentes primários do esmalte. O efeito térmico do CO2 é favorável à sua taxa de reação, mas as respostas pulpares potencialmente adversas são uma preocupação válida.[37]

P Kafas et al (2008) utilizaram laser de díodo com peróxido de hidrogénio a 38% para branqueamento e avaliaram a luminosidade do dente antes e depois do branqueamento com fotometria digital. Concluiu-se que o uso de peróxido de hidrogénio a 38% suportado por laser de díodo aumentou ligeiramente a luminosidade do dente.[42]

18. 8 LASERS EM ORTODONTIA

Os lasers podem desempenhar um papel importante no controlo dos tecidos moles durante a terapia ortodôntica. A hiperplasia gengival secundária ao tratamento ortodôntico é um problema comum. Existem normalmente três métodos para realizar a cirurgia gengival: bisturi, eletrocirurgia/ radiocirurgia e cirurgia a laser. A eletrocirurgia e a radiocirurgia estão contra-indicadas devido à proximidade do tecido hiperplásico com o metal do aparelho ortodôntico. A desvantagem da cirurgia com bisturi é a hemorragia excessiva. O método de cirurgia mais eficaz é a cirurgia a laser.

Os lasers podem ser utilizados na exposição de dentes impactados e para modificar os tecidos moles para ajudar no movimento ortodôntico dos dentes. As fibrotomias da crista são efectuadas imediatamente antes da tentativa de rotação de um dente. Em vez de utilizar um bisturi para cortar as fibras, podem ser utilizados lasers para as ablacionar de forma rápida e sem sangue.[21] Os lasers podem ser utilizados tanto para gravar o esmalte como para curar resinas. Assim, podem ser úteis em duas fases envolvidas na fixação de brackets ortodônticos aos dentes. Embora a resistência das ligações gravadas a laser não seja melhor do que a obtida com ácido, é possível uma precisão muito maior na demarcação do local da gravação. No entanto, existem alguns inconvenientes na utilização do laser para este fim.[56]

McCaffrey et al (1992) sugeriram que os lasers poderiam ser utilizados para ajudar a descolar brackets ortodônticos cerâmicos, mas verificaram que a temperatura intrapulpar aumentava mais de 8°C, tornando a técnica desaconselhável.

Allen (1993), utilizando um laser Nd:YAG para gravar esmalte, mediu as temperaturas da superfície pulpar a níveis de potência até 3W, o que foi suficientemente elevado para causar inflamação pulpar localizada e possíveis danos irreversíveis na polpa imediatamente oposta ao local de irradiação do laser.[56]

19. 9 LASERS EM PRÓTESE DENTÁRIA

Os métodos científicos e os pormenores artísticos prescritos para a medicina dentária reconstrutiva estão bem documentados. A adição da cirurgia laser ao processo reconstrutivo pode aumentar a arte e a ciência deste campo multidisciplinar. Atualmente, os lasers são utilizados numa grande variedade de procedimentos em tecidos moles para dentisteria fixa, removível e de implantes. Melhoram a estética, melhoram o resultado da impressão e fornecem uma base para o aparelho de restauração. Estes objectivos podem ser alcançados através de um controlo preciso da remoção dos tecidos moles, de uma melhor visualização e de uma cicatrização mais previsível.

Antes da cirurgia a laser, devem ser cumpridos os requisitos cirúrgicos básicos. A zona de gengiva aderente deve ser suficientemente larga e a crista alveolar deve estar próxima do normal. A perda óssea horizontal pode estar presente, mas os defeitos infra-ósseos devem estar ausentes. Quando são seguidos princípios sólidos, o resultado da cirurgia a laser proporciona uma base mais previsível e melhorada para a medicina dentária removível, fixa e de implantes.[76]

Cirurgia a laser em prótese dentária removível

A construção bem sucedida de próteses totais e parciais removíveis depende principalmente da avaliação pré-operatória das estruturas de suporte de tecidos duros e moles e da sua preparação adequada. Os lasers podem agora ser utilizados em cirurgias pré-protésicas. A estabilidade, a retenção, a função e a estética das próteses removíveis podem ser melhoradas através de uma manipulação laser adequada dos tecidos moles e da estrutura óssea subjacente. Existem várias vantagens que incluem a redução do tempo total de tratamento devido a um menor trauma mecânico e edema, a diminuição da contaminação bacteriana do local da cirurgia, a redução do inchaço, das cicatrizes e da contração da ferida, bem como uma excelente hemorragia, o que permite uma melhor visualização do local da cirurgia.

Procedimentos cirúrgicos

1. Tratamento de cumes inadequados

O rebordo alveolar pode ser ocasionalmente irregular ou pode ocorrer reabsorção excessiva numa dimensão, produzindo um rebordo inadequado. Isto reduz a área de suporte da prótese disponível, o que leva a uma prótese mal ajustada e ao desconforto do paciente. Atualmente, podem ser utilizados lasers para tecidos moles (CO_2, díodo, Nd:YAG) para incisar os tecidos moles e obter acesso às estruturas subjacentes. Os lasers de érbio podem ser utilizados para remover projecções ósseas acentuadas e para alisar o rebordo residual.[34]

2. Tratamento de rebordos alveolares irregulares e com falhas

As duas causas mais comuns de rebordos alveolares com formas irregulares são a dilatação do alvéolo de extração devido à não compressão das placas alveolares após a extração e a não substituição de uma placa alveolar fracturada. Os rebaixos que ocorrem naturalmente, como no alvéolo anterior inferior, podem ser a causa de trauma tecidular, ulceração e dor quando uma prótese é colocada num rebordo deste tipo. A cirurgia dos tecidos moles pode ser efectuada com lasers macios e a cirurgia óssea com a família de lasers de érbio. [34]

3. Tratamento cirúrgico de tecidos moles sem suporte

O tecido mole não suportado, frequentemente encontrado na maxila anterior, oposto aos dentes anteriores da mandíbula com uma mandíbula posterior edêntula, é mais volumoso. A cirurgia tradicional consiste na remoção de cunhas de tecido mole da crista alveolar, o que pode ser efectuado com lasers de tecido mole. [34]

4. Tuberosidade alargada

O aumento da tuberosidade pode resultar de hiperplasia alveolar acompanhada de erupção excessiva dos dentes molares superiores sem oposição e de hiperplasia dos tecidos moles. Estes invadem o espaço intra-alveolar, impedindo assim a extensão posterior das próteses superiores e inferiores. Se existirem cortes inferiores, pode ser necessária uma redução óssea. São utilizados lasers de tecidos moles para as cirurgias de tecidos moles e lasers da família do érbio para as cirurgias ósseas. [34]

5. Tratamento cirúrgico dos toros e exostoses

Os grandes toros ou exostoses maxilares podem interferir com a colocação da prótese ou a cobertura da mucosa pode ulcerar. As protuberâncias mandibulares podem interferir com os flanges linguais da prótese mandibular. Podem ser utilizados lasers de tecidos moles para expor as exostoses e lasers da família do érbio para a redução óssea.[34]

6. Lesões dos tecidos moles

O traumatismo persistente de flanges de dentaduras afiadas pode resultar na formação de tecido fibroso hiperplásico na junção do palato duro com o palato mole. A lesão pode ser excisada com qualquer laser para tecidos moles e o tecido pode reepitelizar-se. [34]

Cirurgia a laser em prótese dentária fixa

Os dois procedimentos protéticos fixos mais comuns efectuados por médicos de clínica geral são a coroa unitária e a ponte de três unidades. A utilização de lasers no tratamento dentário é frequentemente adjuvante no fabrico de próteses fixas.[66] A retração gengival antes de fazer uma impressão final é um passo crítico no fabrico da prótese. O fio de retração tem sido uma ferramenta útil para a retração gengival durante muitos anos. O objetivo do fio de retração é duplo: absorção do fluido crevicular para criar um campo seco para o material de moldagem e separação mecânica do dente da gengiva para permitir que uma quantidade suficiente do material de moldagem flua para o sulco.

Os lasers são agora utilizados em vez do fio de retração para a exposição das margens gengivais imediatamente antes da moldagem. A baixa potência, os lasers para tecidos moles podem ser utilizados para vaporizar o fluido crevicular e dessecar o revestimento epitelial interno do sulco, permitindo a introdução do material de moldagem no sulco. Imediatamente após a realização da moldagem, o tecido dessecado rehidrata-se e não há recessão do tecido.[82]

As sedes gengivais de algumas restaurações estão na margem gengival livre ou mesmo abaixo dela. Os lasers de tecidos moles podem ser utilizados para efetuar uma gengivoplastia no assento gengival, expondo assim mais estrutura dentária e para cauterizar a área de modo a que as margens sejam distintas, limpas e livres de sangue e saliva. Quando é feita uma prótese fixa para substituir um ou mais dentes, é extremamente importante que o pôntico tenha um aspeto tão natural quanto possível, com um perfil de emergência que imite um dente natural. Este pode ser preparado primeiro utilizando armamento convencional seguido de energia laser para coagulação da região.[21]

Ocasionalmente, o excesso de tecido mole à volta da margem de uma preparação pode impedir o dentista de efetuar uma impressão adequada. Neste caso, pode ser necessário um procedimento de alongamento da coroa clínica. Se uma parte significativa da coroa clínica se tiver partido, o procedimento pode também incluir uma ressecção óssea.

Todos os lasers de tecidos moles são capazes de efetuar uma gengivoplastia à volta de uma preparação de coroa. Os lasers de érbio também têm a capacidade de efetuar a ressecção óssea sem levantar um retalho. Todos os fabricantes de laser de érbio fornecem pontas extremamente finas que podem ser introduzidas no sulco gengival. Estas pontas podem ser utilizadas para remover o tecido mole na base da bolsa, expor a crista óssea e efetuar um recontorno ósseo muito conservador para expor a estrutura dentária saudável. A principal vantagem deste alongamento fechado da coroa óssea em relação ao procedimento convencional de retalho aberto é a redução do tempo de cadeira. O penso periodontal pós-operatório também não é necessário.[21]

11.10 LASERS EM IMPLANTALOGIA

Os lasers desempenham um papel importante no domínio da implantologia dentária. As vantagens da utilização do laser na cirurgia de implantes são o aumento da hemostase, o mínimo de danos nos tecidos circundantes, a redução do inchaço, da infeção e da dor pós-operatória e uma cicatrização mais rápida. Devido ao aumento da hemostase, há um aumento significativo da visibilidade. Outra vantagem é o facto de as impressões poderem ser obtidas imediatamente após a cirurgia de segunda fase. A contração dos tecidos também é mínima, pelo que as margens dos tecidos permanecem ao mesmo nível após a cicatrização e imediatamente após a cirurgia.[52]

O laser de CO_2 é uma ferramenta extremamente útil no arsenal do cirurgião oral e maxilofacial para a cirurgia de implantes. É um meio eficaz de revelar implantes e gerir defeitos nos tecidos moles peri-implantares e tecidos hiperplásicos.[103] O implante não absorve a energia do laser de CO_2. Assim, o risco de danos nos tecidos induzidos pela temperatura em resultado da aplicação do laser na superfície do implante é reduzido. Outra vantagem do laser de CO_2 é que não altera a superfície do implante porque é refletido.[52] A colonização bacteriana da superfície de implantes expostos pode levar a peri-implantite e subsequente perda óssea. o CO_2 pode ser utilizado para descontaminar as superfícies expostas dos implantes.

Romanos conseguiu tratar com sucesso 18 implantes doentes em 14 doentes, utilizando desbridamento mecânico seguido de descontaminação da superfície por laser de CO_2 e subsequente enxerto de defeitos ósseos com barreira reabsorvível.[21,52]

O laser Er:YAG demonstrou ser bactericida quando utilizado para descontaminar superfícies de titânio incubadas com Streptococcus sanguis.[103] **Schwartz et al** referiram que este comprimento de onda foi eficaz na remoção de cálculos subgengivais de implantes de titânio sem provocar quaisquer defeitos térmicos.[52]

Kreisler et al, depois de avaliarem 72 blocos de titânio in vitro, concluíram que, mesmo a baixas densidades, o laser Er:YAG tem um elevado potencial bactericida. Assim, defendeu a utilização do laser de Er:YAG na peri-implantite[52]

A revelação de implantes na segunda fase da cirurgia pode ser conseguida com o laser em modo focado. Para além das vantagens já mencionadas de redução do inchaço, hemostase e outras, a necessidade de anestesia local é limitada. Deve ter-se o cuidado de evitar a exposição prolongada dos tecidos sobrejacentes ou circundantes aos implantes para evitar a condução de calor para os implantes. A redução dos tecidos peri-implantares hiperplásicos pode devolver-lhes um estado mais saudável e higiénico. Esta redução pode ser conseguida facilmente através da aplicação de laser nos tecidos hiperplásicos circundantes, mantendo a ponta do laser paralela ao eixo longo do implante. No entanto, deve ter-se o cuidado de evitar a exposição prolongada a componentes de fixação de implantes expostos que possam conduzir calor para a interface óssea.[103] Ao efetuar uma impressão final para uma prótese fixa implanto-suportada, os lasers podem ser utilizados para modificar o colarinho e a calha do tecido mole à volta do implante.[21]

CAPÍTULO 12

<u>VANTAGENS E DESVANTAGENS</u>

Vantagens

1. Fornecimento preciso de energia ao tecido doente através de microscópios, pelo que os danos nos tecidos circundantes são mínimos.[10]
2. O feixe de laser exerce um efeito hemostático ao selar os vasos sanguíneos, tornando o campo de cirurgia menos sanguíneo. Isto permite uma excelente visibilidade e precisão na remoção de tecidos.[60]
3. Precisão na destruição dos tecidos devido à boa visualização dos planos dos tecidos através de um microscópio operatório que proporciona um controlo preciso, juntamente com a iluminação e a ampliação do campo operatório
4. A redução da inflamação pós-operatória e do edema devido à selagem dos vasos linfáticos resulta num menor edema da ferida, não ocorrendo qualquer fuga de serosa ou linfa para o tecido.[10]
5. Existe pouca cicatriz pós-operatória, o que resulta em pouca induração ou restrição dos movimentos dos tecidos moles intra-oralmente e a área cicatrizada é macia à palpação.[10]
6. Redução da sensação de dor pós-operatória devido à selagem das terminações nervosas e à diminuição da libertação de mediadores da dor.[10]
7. Não é necessário pressionar ou suturar para fechar a ferida.[60]
8. O tempo de operação é reduzido e a destruição imediata do tecido pode ser efectuada.
9. Esterilização da ferida devido à redução da quantidade de microorganismos expostos à radiação laser.[10]
10. Ausência relativa de cicatrizes e de fecho da ferida.[60]
11. As células malignas ou as partículas de células imunologicamente activas são destruídas durante a cirurgia a laser e também a selagem dos vasos sanguíneos e linfáticos, o que permite evitar a propagação do tumor.[10]
12. A cirurgia a laser requer um mínimo de instrumentação e de manuseamento do tecido circundante.
13. Qualquer recidiva da lesão pode ser facilmente tratada.
14. A exposição do esmalte dentário ao laser provoca uma redução da desmineralização ou da permeabilidade do esmalte ou uma alteração morfológica microscópica que torna o esmalte mais resistente aos ácidos, diminuindo assim a atividade da cárie.
15. Não há radiação ionizante para causar mutação celular como acontece com os raios X ou os raios gama.
16. O acesso a locais anatómicos de difícil acesso é fácil.[10]
17. tem a capacidade de coagular, vaporizar e incisar tecidos.[10]
18. elevada aceitação por parte dos doentes.[60]

Desvantagens

1. Instrução especializada, didática e clinicamente orientada, necessária para a utilização do laser

pelo cirurgião e pessoal auxiliar.[10]
2. O equipamento laser é dispendioso.[10]
3. É necessária uma ligação especializada de cablagem e canalização.[10]
4. O feixe de laser pode ferir o doente ou o operador através do feixe direto ou da luz reflectida, causando queimaduras na retina.[60]
5. A exposição do laser à superfície dos dentes, quer acidental quer intencional, causa danos pulpares irreversíveis.
6. Normalmente, é necessária anestesia geral para os doentes submetidos a tratamento com laser na boca.
7. Se um feixe de laser atingir um tubo anestésico combustível que esteja a transportar gases anestésicos, este inflamar-se-á e poderá ser fatal.[10]
8. Atraso na cicatrização da ferida devido ao atraso na regeneração epitelial.[10]
9. Perda de feedback tátil na incisão do instrumento laser.
10. Podem ser utilizadas soluções aquosas para a preparação e os tecidos devem ser secos, uma vez que os fluidos reduzem a eficiência do laser.
11. A remoção dos tecidos moles que cobrem o osso pode danificar o osso subjacente e provocar um atraso na cicatrização e o sequestro de fragmentos ósseos desvitalizados.
12. só está disponível nos hospitais.

CAPÍTULO 13

<u>**RISCOS DOS LASERS E MEDIDAS DE SEGURANÇA**</u>

A segurança dos lasers é uma questão que não se limita apenas à realização de tratamentos nos consultórios dentários, mas que também abrange a inter-relação entre os prestadores de cuidados de saúde, as instituições de ensino, o governo e o sector comercial. As regulamentações e normas de segurança podem ser classificadas como voluntárias ou obrigatórias e reger tanto os fabricantes como os utilizadores.[8] O laser foi classificado de acordo com o potencial do feixe primário ou do feixe refletido para causar danos biológicos nos olhos e na pele pelo American National Standard Institute (ANSI) e pela Occupational Safety and Health Administration (OSHA), como se segue:[69]

Classe I

Os lasers desta categoria que funcionam em condições normais de funcionamento não representam um perigo para a saúde. Estes dispositivos são normalmente totalmente fechados e o feixe não sai da caixa. A potência do laser de classe I é medida em décimos de miliwatt.

Classe II

Os lasers desta categoria emitem apenas luz visível com baixa potência e não constituem normalmente um perigo devido ao pestanejar normal do ser humano e a reacções de aversão. A potência máxima permitida para estes dispositivos é de 1mW. Os lasers da classe IIa são perigosos quando observados diretamente durante mais de 1000 segundos, enquanto os da classe IIb têm um tempo de observação perigoso de um quarto de segundo.

Classe IIIa

Os lasers desta categoria podem emitir qualquer comprimento de onda e têm uma potência de saída inferior a 0,5 W de luz visível ou aproximadamente 0,1 a 0,2 W noutras partes do comprimento de onda eletromagnético. Nesta classe, quando a luz laser é vista apenas momentaneamente, não prejudica os olhos desprotegidos. Estes lasers têm uma etiqueta de precaução.

Classe IIIb

Estes lasers podem causar danos a um olho desprotegido se forem vistos diretamente ou através de luz reflectida de qualquer duração. A potência de saída não pode ser superior a 0,5 W de qualquer radiação electromagnética. Estes lasers não causam perigo de reflexão quando é utilizada uma superfície mate e normalmente não causam perigo de incêndio.

Classe IV

Esta categoria de lasers é perigosa quando vista diretamente e pode produzir uma reflexão difusa perigosa. Qualquer potência de saída superior a 0,5 W medida em onda contínua ou emissão pulsada constitui um laser de classe IV. Estes dispositivos também apresentam riscos de incêndio e de pele.

Os lasers atualmente utilizados em medicina dentária são da classe IIIb ou da classe IV; por conseguinte, apresentam a possibilidade de lesões oculares e cutâneas graves. Os lasers da classe IV também podem inflamar objectos inflamáveis (como gaze humedecida em álcool) e podem criar contaminantes perigosos no ar.[69] Os tipos de perigos que podem ser encontrados na prática clínica da medicina dentária podem ser agrupados como[60]

1. Lesão ocular
2. Danos nos tecidos
3. Riscos respiratórios
4. Incêndio e explosão
5. Choque elétrico

1. Riscos oculares:

As lesões oculares são uma preocupação importante associada à energia laser. A lesão ocular pode ocorrer por emissão direta do laser ou por reflexão de superfícies espelhadas. Os instrumentos dentários têm sido capazes de produzir reflexos que podem causar danos nos tecidos, tanto do operador como do doente, pelo que se recomenda a utilização de instrumentos carbonizados ou não reflectores.[60] A principal lesão ocular que pode resultar de um acidente com laser são as queimaduras da retina ou da córnea. A córnea, constituída principalmente por água, absorve comprimentos de onda mais longos, como o CO_2 e o Er:YAG, resultando em queimaduras da córnea.[69]

Os lasers de érbio e de hólio também afectam o humor vítreo aquoso desprotegido e o cristalino do olho, contribuindo possivelmente para a formação de cataratas. Os danos na retina ocorrem principalmente com lasers de comprimento de onda mais curto, como o laser de árgon, hélio-néon, díodo e Nd:YAG. O efeito de focalização adicional da córnea e do cristalino concentra o feixe, pelo que podem ocorrer danos na retina mesmo com um laser de muito baixa potência.[69]

2. Perigos para os tecidos:

Os danos na pele e noutros tecidos não visados podem resultar da interação térmica da energia radiante com as proteínas dos tecidos. Uma elevação da temperatura de 21^0 C acima da temperatura normal do corpo pode provocar a destruição das células por desnaturação das enzimas celulares e das proteínas estruturais, o que interrompe o processo metabólico básico. Exposições adicionais de duração igual ou superior a 1 segundo podem interferir com a perfusão vascular e agravar o problema associado à difusão térmica da energia térmica. Histologicamente, manifesta-se como necrose de coagulação térmica para comprimentos de onda superiores a 400 nm. As exposições curtas que produzem elevações de temperatura inferiores a 30°C podem estar dentro dos limites fisiológicos.

As interações tecidulares não térmicas que podem produzir lesões tecidulares ocorrem através de efeitos fotoacústicos e fototérmicos. Estas interações são mais prováveis de ocorrer com impulsos únicos ou repetitivos de duração muito curta e estão associadas à exposição a radiações no espetro ultravioleta (por exemplo, excimer).

A lesão tecidular induzida pelo laser depende principalmente do grau de absorção da radiação incidente pelo tecido. Durante a ablação do tecido oral com o laser de CO_2, forma-se uma camada carbonizada de resíduos de tecido ou camada de carvão na superfície, à medida que os componentes mais voláteis e líquidos do tecido são vaporizados. O material de carbono é um forte absorvente da maioria dos comprimentos de onda da luz laser. Actua como um dissipador de calor que transfere a energia térmica para os tecidos circundantes; a extensão dos danos colaterais é, por conseguinte, grandemente influenciada pela presença desta camada de carvão. Os factores que podem influenciar fortemente a extensão da interação do laser com os tecidos incluem

a) A quantidade relativa de absorção, transmissão e dispersão de um determinado comprimento de onda b) A duração do impulso e a taxa de repetição do impulso

c) O nível de exposição radiante (a densidade de energia ou a dose de exposição)

d) A vascularização relativa dos tecidos

e) Comprimento de onda ou modo de aplicação (contínuo ou pulsado) e instrumentos de aplicação. Geralmente, haverá uma maior penetração de estruturas mais profundas com o sistema sem contacto, em comparação com outros sistemas.[60]

3. Riscos ambientais:

Os riscos ambientais envolvem a inalação potencial de materiais de risco biológico transportados pelo ar que podem ser libertados em resultado de aplicações cirúrgicas de lasers. Trata-se de perigos secundários, por vezes referidos como perigos não relacionados com o feixe, uma vez que não dizem respeito a lesões resultantes da exposição direta ao feixe laser. Os contaminantes inalados no ar podem ser emitidos sob a forma de fumo ou de pluma. O fumo ou a pluma de laser podem ser perigosos para o pessoal operacional e para o doente. A inalação de matérias tóxicas ou infecciosas sob a forma de aerossóis e partículas foi considerada potencialmente nociva para o sistema respiratório na sequência de exposições a longo e a curto prazo.

Durante a ablação ou incisão do tecido mole oral, os produtos celulares são vaporizados devido ao rápido aquecimento dos componentes líquidos do tecido. Isto resulta na formação de fragmentos extremamente pequenos de elementos de tecido carbonizados, parcialmente carbonizados e relativamente intactos, que são violentamente projectados para a área, criando contaminantes no ar que são observados como fumo ou pluma de laser. A geração de fumo durante a cirurgia a laser ocorre como resultado da desidratação do tecido e da cicatrização da matéria sólida residual a temperaturas suficientes para a combustão. Neste processo, o CO_2, que está presente no ar ambiente, combina-se com elementos do tecido para formar uma variedade de subprodutos. Os produtos químicos encontrados na pluma do laser após a vaporização dos tecidos moles são:

- Água
- Acroleína
- Ciclo-hexano
- Formaldeído
- Cianatos
- Ésteres de ácidos gordos
- Xileno
- Benzeno
- Acetona
- Alcanos
- Dióxido de carbono
- Metano
- Tolueno
- Acetaldeído

A extensão da formação de fumos durante o laser depende da absorção de vários comprimentos de onda pelo tecido alvo. A maior parte do fumo é produzida pelo CO_2, pelo érbio e depois pelo Nd:YAG. Os lasers de CO_2 e Er:YAG têm coeficientes de absorção elevados devido ao elevado teor de água do tecido oral. O Nd:YAG é mais absorvido pelos elementos de tecido pigmentado.[60]

4. Perigos de combustão

Os sólidos inflamáveis, os líquidos e os gases utilizados no contexto cirúrgico podem inflamar-se facilmente se forem expostos a um feixe de laser. É particularmente preocupante a potencial combustão de gases inflamáveis e de tubos endotraqueais utilizados para anestesia geral. Os fumos tóxicos libertados em resultado da combustão de materiais resistentes à chama causam riscos ambientais. Por conseguinte, recomenda-se a utilização de materiais resistentes às chamas e outras precauções.[60]

5. Riscos eléctricos

Os lasers cirúrgicos de classe IV utilizam frequentemente correntes muito elevadas e fontes de alimentação de alta tensão. Os perigos eléctricos dos lasers podem ser agrupados em perigos de choque elétrico, perigos de incêndio elétrico ou perigos de explosão. A exposição acidental de líquidos condutores a

O laser pode contribuir para os riscos eléctricos. As práticas de fabrico seguras, tais como circuitos isolados, blindagem, ligação à terra e alojamento de componentes eléctricos de alta tensão, proporcionam uma proteção adequada na maioria das circunstâncias. A instalação e a manutenção do equipamento laser devem ser sempre efectuadas por pessoal qualificado, de acordo com as normas de segurança estabelecidas.

PRECAUÇÕES

Quatro categorias de medidas de controlo são recomendadas pela ANSI[60]

1. Controlos de engenharia
    a. Caixa de proteção
    b. Interbloqueios
    c. Caixas de vigas
    d. Persianas
    e. Painéis de serviço
    f. Etiquetas de equipamento
    g. Sistemas de alerta
    h. Interruptor
2. Controlos administrativos
    a. Responsável pela segurança dos lasers (LSO)
    b. Procedimentos operacionais normalizados
    c. Limitações de saída
    d. Formação e educação
    e. Manutenção e alinhamento
    f. Sinais de aviso
    g. Dispositivos de proteção
    h. Vigilância médica e notificação de incidentes
3. Equipamento de proteção individual
    a. Óculos
        i. Densidade ótica

       ii.   Transmissão
      iii.   Identificação
      iv.   Visibilidade
       v.   Conforto e ajuste
   b. Vestuário
   c. Telas e cortinas
4. Controlos especiais
   a. Incêndio e explosão
   b. Reparação e manutenção
   c. Sistema de distribuição por fibra ótica

Papel do responsável pela segurança dos lasers

Um responsável pela segurança dos lasers (LSO) é definido pelas normas mundiais como sendo uma pessoa designada e formada que dirige as práticas de segurança dos lasers e garante um ambiente seguro enquanto o laser está a ser utilizado. O LSO deve assegurar que o sinal "laser em utilização" seja afixado numa área bem visível. O sinal deve incluir o logótipo de perigo, indicar a luz laser visível ou invisível e a classificação. O responsável pela segurança dos lasers (LSO) supervisiona o inventário e mantém os materiais e acessórios dos lasers e é a pessoa responsável pela supervisão da educação e formação do pessoal.

As responsabilidades do LSO abrangem a montagem e o funcionamento do sistema de entrega do laser. Em primeiro lugar, deve ser inspeccionada a integridade do sistema de entrega. O mecanismo de acoplamento na abertura do laser deve estar limpo e seguro; se não estiver, é provável que seja apresentada uma mensagem de erro no painel de controlo. Depois de o instrumento ser ligado e ter terminado o seu teste de autodiagnóstico, o laser ficará em modo de espera. Nesta altura, o LSO pode efetuar dois procedimentos: o primeiro é um teste de fogo e o segundo é uma verificação da clivagem. Um teste de disparo verifica a integridade do sistema de entrega do laser e é efectuado fora da boca do doente e antes de qualquer cirurgia. Normalmente, os lasers de fibra são testados activando o feixe cirúrgico numa definição prescrita enquanto se bate levemente com a ponta da fibra contra uma superfície descartável, como um bloco de notas ou papel articulado. O laser de érbio e o laser de dióxido de carbono podem ser verificados de forma semelhante, utilizando um cotonete humedecido ou um abaixador de língua de madeira. A interação óbvia da luz laser com a superfície é uma indicação de que o sistema de aplicação está intacto e a funcionar corretamente. A ausência de interação indica uma configuração inadequada ou um sistema de entrega defeituoso. Durante este procedimento, devem ser utilizados óculos de proteção laser adequados.

O LSO deve inspecionar a extremidade da fibra nua ou a ponta de vidro antes de iniciar o procedimento. Uma fibra nua deve ter uma clivagem adequada e a ponta de vidro rígido deve ser plana. A inspeção pode ser concluída segurando a extremidade da fibra perpendicularmente e a cerca de 0,6 cm de distância de uma superfície plana e simétrica. Com o feixe de mira ligado (mas sem ativar a energia laser), deve ser visto um círculo redondo vermelho ou branco sem caudas. Quaisquer irregularidades na forma deste feixe demonstram que a clivagem está defeituosa ou que a ponta está defeituosa e deve ser imediatamente recravada ou substituída para garantir a máxima energia e precisão.

Outro procedimento que deve ser efectuado é uma verificação da calibração para determinar o desempenho da cavidade do laser e do sistema de distribuição. Alguns lasers têm uma porta de calibração na qual é inserida a extremidade de emissão (distal) do sistema de entrega. A energia do laser é então activada e a transmissão da luz é verificada. Se o laser não possuir este sistema, deve ser utilizado um medidor de potência. O LSO pode ativar o laser com uma definição de potência baixa, dirigir o feixe para a almofada de deteção do medidor de acordo com as instruções do fabricante e observar a leitura. Uma discrepância nas leituras de saída entre o visor do medidor de potência e o visor do painel de controlo do laser indica uma perda de eficiência. Se o laser tiver uma ponta de vidro rígida, deve ser substituída por uma nova; se o laser tiver uma fibra nua, deve ser novamente cortada e a medição repetida. No caso de uma fibra nua, se continuarem a existir diferenças significativas nas leituras de potência, a fibra deve ser substituída. Problemas semelhantes com outros tipos de sistemas de distribuição exigirão a substituição dos componentes afectados. Com lasers para tecidos duros, por exemplo, a peça de mão pode conter ópticas reflectoras que têm de ser mantidas limpas ou ficarão permanentemente danificadas e terão de ser substituídas.

Durante um procedimento a laser, as pontas ou a fibra podem ficar revestidas com quantidades moderadas de coágulo. Se a cirurgia continuar com este material no sistema de entrega, então alguma da energia do laser será absorvida pelo coágulo, ficando menos disponível para o tecido alvo. Isto resulta numa diminuição da eficácia, da precisão e da visibilidade. Quando esta situação é observada, o LSO deve certificar-se de que a extremidade da fibra é limpa, recarregada e reavaliada ou, em alguns casos, a ponta de vidro é substituída. [60,69]

Medidas de proteção

Para além de serem aplicadas todas as práticas de segurança durante a utilização do laser, deve estar sempre presente uma evacuação de grande volume para conter a pluma do laser e os odores desagradáveis. A evacuação de grande volume actua também como um agente de arrefecimento, ao fazer passar o ar através do local da cirurgia. O fumo do laser pode conter muitos riscos biológicos e, para proteger o sistema respiratório, é necessário utilizar uma máscara cirúrgica. Para se obter uma filtragem adequada para remover os componentes bacterianos e virais, como o VIH, o vírus do papiloma humano e o vírus da hepatite B, que podem ser encontrados no fumo, a máscara deve ter a capacidade de filtrar partículas tão pequenas como 0,1pm.

1. Proteção dos olhos

A luz produzida por todos os lasers da classe IV apresenta um risco potencial de lesões oculares, quer por visão direta quer por reflexão do feixe. Por conseguinte, todas as pessoas dentro da zona de perigo nominal (NHZ) devem usar proteção ocular adequada. Ao selecionar os óculos de proteção adequados, devem ser considerados vários factores:

1. Comprimento de onda da emissão laser
2. Limites máximos de exposição admissíveis
3. Degradação do meio de absorção ou do filtro

4. Densidade ótica dos óculos
5. Limites de exposição radiante
6. Necessidade de lentes de correção
7. Requisitos de múltiplos comprimentos de onda
8. Restrição da visão periférica
9. Conforto e ajuste

A densidade ótica, o fator mais importante a considerar na escolha da proteção ocular, é o parâmetro que especifica o grau de atenuação da radiação incidente para um determinado material ótico.[60] Em geral, os óculos de proteção devem ter uma densidade ótica mínima de 4 para o comprimento de onda e o dispositivo em causa.[69] A proteção do laser de CO_2 pode ser assegurada com óculos de segurança limpos; para a energia laser Nd:YAG, tanto o médico como o pessoal devem usar óculos de segurança verdes e, para o laser de árgon, óculos de segurança cor de laranja. É importante que um não possa ser trocado por outro.[10] Infelizmente, estes óculos podem reduzir a qualidade e a quantidade do campo de visão, alterar a visão de cores ou tornar o feixe laser invisível. Assim, os olhos do doente são protegidos por cotonetes húmidos colados no local. Estas compressas húmidas absorvem a energia do laser.

2. Reduzir a reflexão especular

O feixe pode ser desalinhado ou alterado por um objeto refletor colocado no percurso do feixe. Para minimizar as hipóteses de reflexão especular, o feixe cirúrgico deve ser testado quanto ao alinhamento antes de cada utilização da máquina. Os lasers podem ficar desalinhados durante o armazenamento se o braço ou o dispositivo de entrega for atingido. O teste envolve atingir um alvo com o feixe para testar o alinhamento do ponto e do laser cirúrgico. A regulação da potência e da abertura também deve ser verificada. Nos cabos de fibra ótica, pode ocorrer uma fuga lateral de energia laser se algumas fibras forem fracturadas. Estão disponíveis bainhas resistentes ao laser para proteger os cabos de fibra ótica. Além disso, não devem ser passados quaisquer instrumentos através do trajeto do laser para diminuir o risco de reflexão especular.[10]

3. Medidas de controlo ambiental

As medidas ambientais dependem de:
    a. O ambiente físico em que o laser é utilizado.
    b. Potencial de lesão devido a exposição direta
    c. O nível de formação e de conhecimentos em matéria de segurança dos lasers das pessoas que podem utilizar ou ser expostas ao raio laser.

A zona de perigo nominal (ZNR) é descrita como o espaço ou área em que o nível de radiação direta, refléctida ou dispersa excede o EMA para um determinado sistema laser. O cálculo da zona de perigo nominal depende de:
    d. Potência de saída do laser
    e. Diâmetro e divergência do feixe
    f. Taxa de repetição de impulsos

g.   Comprimento de onda e emissão

h.   Duração da exposição

As zonas de exploração devem ter entradas e portas fechadas com sinais de aviso devidamente assinalados.

4. Medidas de controlo de incêndios

A utilização de gases inflamáveis e explosivos na sala de operações deve ser evitada, uma vez que o laser gera calor. Além disso, o material combustível pode inflamar-se devido à exposição ao raio laser focado. Os vapores de determinadas soluções de limpeza (por exemplo, álcool e éter) podem inflamar-se com o calor ou por contacto direto com o raio laser. Por conseguinte, é necessário ter cuidado ao escolher a solução de limpeza. Se for necessária a presença de materiais perigosos, estes artigos podem ser humedecidos ou cobertos com materiais não inflamáveis. As substâncias inflamáveis, como a gaze e os panos, podem ser embebidas em solução salina esterilizada para reduzir as probabilidades de incêndio. As matérias altamente combustíveis ou explosivas devem ser armazenadas fora da zona de perigo nominal.

5. Medidas de controlo elétrico

Para evitar riscos eléctricos durante o funcionamento da unidade laser, o chão do teatro deve ser mantido seco. Além disso, o painel de controlo e a unidade de alimentação eléctrica devem ser protegidos contra salpicos nessa área. Todos os sistemas laser necessitam de um sistema de arrefecimento. Alguns utilizam uma ventoinha interna e/ou um radiador com líquido de arrefecimento autónomo. Alguns lasers de classe IV requerem uma fonte externa de abastecimento de água ou ar. As linhas para esse sistema devem ser corretamente ligadas e ligadas antes de ligar o laser. Os cabos de alimentação eléctrica e os cabos dos pedais devem ser inspeccionados antes de cada utilização. [60,69]

6. Controlo dos contaminantes transportados pelo ar

Pode ser controlada por ventilação, evacuação ou recirculação do sistema de filtragem do ar. Deve ser removido o mais próximo possível do ponto de origem. Deve ser mantida permanentemente uma sucção adequada no campo cirúrgico. O sistema de evacuação deve ser capaz de remover partículas tão pequenas como 0,3^m e deve ser 80% eficiente. O pessoal cirúrgico deve usar máscaras que removam partículas tão pequenas como 0,3 nm. Para proteção do pessoal do bloco operatório, devem ser usados óculos ou protectores faciais, bem como toucas e batas que protejam contra salpicos e luz laser. [60]

ESTERILIZAÇÃO E CONTROLO DE INFECÇÕES

A esterilização a vapor é o padrão de cuidados. As pequenas fibras ópticas flexíveis, as peças de mão ou as pontas têm de ser esterilizadas a vapor em bolsas de esterilização separadas após cada utilização. Devem ser mantidas na bolsa de esterilização até estarem prontas a utilizar. É essencial que, ao utilizar lasers de fibra ótica, a extremidade da porta (ligação) permaneça limpa e sem óleo. Por isso, nunca coloque a fibra num ciclo de esterilização ao lado de uma turbina de alta velocidade com lubrificante. Se foi utilizado um instrumento para clivar ou recravar uma fibra durante ou após um procedimento, este deve ser esterilizado a vapor. A caixa de proteção em torno do laser, incluindo o painel de controlo e o braço articulado (se aplicável), deve receber o método de descontaminação por desinfeção por pulverização / limpeza / desinfeção por pulverização, tal como o carrinho de dentista e as bancadas. Alguns componentes do sistema de distribuição, como o cabo de fibra ótica de érbio de grande diâmetro, não foram concebidos para esterilização a vapor e têm de ser desinfectados desta forma.

CAPÍTULO 14

DISCUSSÃO

Laser é um acrónimo para LIGHT AMPLIFICATION BY STIMULATED EMISSION OF RADIATION (AMPLIFICAÇÃO DA LUZ POR EMISSÃO ESTIMULADA DE RADIAÇÃO). É um dispositivo que converte a energia eléctrica ou química em energia luminosa. Ao contrário da luz normal, que é emitida espontaneamente por átomos ou moléculas excitados, a luz emitida pelo laser ocorre quando um átomo ou molécula retém um excesso de energia até ser estimulado a emiti-la.

O conceito de emissão estimulada de luz foi proposto pela primeira vez por **Albert Einstein (1917)**. Ele demonstrou que se um átomo no estado excitado fosse atingido por um fotão a ser emitido, a emissão poderia ser estimulada para ocorrer mais cedo do que ocorreria espontaneamente. Esta interação estimulada faz com que dois fotões sob a forma de energia electromagnética, idênticos em frequência e comprimento de onda, deixem o átomo. Diz-se que esta emissão estimulada resulta na amplificação de fotões semelhantes. É este o processo de estimulação. A investigação sobre a emissão estimulada levou **Charles H. Townes** a trabalhar com micro-ondas, que têm um comprimento de onda consideravelmente longo, e desenvolveu o MASER, que significa amplificação de micro-ondas por emissão estimulada de radiação. Foi atribuído a **Theodre Maiman (1960)** o desenvolvimento do primeiro laser, utilizando um bastão de rubi como meio.[84]

Um laser é composto por um tubo/ cavidade ótica, meio ativo, fonte de energia da bomba/ fonte de alimentação, sistema de arrefecimento, sistema de distribuição e painel de controlo. A cavidade do invólucro é constituída por metal, cerâmica ou ambos, que aloja espelhos em ambas as extremidades que reflectem os fotões de luz para trás e para a frente através da câmara.[60] O meio de iluminação pode ser sólido (cristal ou semi-condutor), líquido ou gasoso. O meio lasing é capaz de absorver a energia produzida por uma fonte de extensão externa e, em seguida, liberta o excesso de energia sob a forma de fotões de luz.[18] É utilizada uma fonte de energia para excitar ou bombear os átomos do meio de iluminação para os seus níveis de energia mais elevados, necessários para a produção de radiação laser. A fonte de bombagem pode ser energia eléctrica, química, térmica ou ótica. O agente refrigerante é utilizado para remover o calor produzido durante o procedimento. [65]

O laser pode funcionar tanto em modo de contacto como em modo sem contacto. No modo de contacto, a ponta da fibra é colocada em contacto com o tecido. A vantagem do modo de contacto é que existe um feedback de controlo para o operador. No modo sem contacto, a ponta da fibra é colocada longe do tecido alvo.[18] O modo sem contacto baseia-se no pigmento e na água presentes no tecido. Esta modalidade é útil para seguir o contorno dos tecidos, mas a desvantagem é a perda da sensação tátil. O laser também utiliza modos focados ou desfocados. O modo focado, também designado por modo de corte, é quando o feixe de laser atinge o tecido no ponto focal ou no diâmetro mais pequeno e é utilizado para efetuar biópsias. O modo desfocado é aquele em que o modo é afastado do plano total. Assim, o tamanho do feixe que atinge o tecido tem um diâmetro maior, fazendo com que uma área maior de tecido seja vaporizada. É utilizado em frenectomias e remoção de hiperplasias papilares inflamatórias.[60]

A energia luminosa do laser pode interagir com o tecido através de quatro mecanismos diferentes que dependem das propriedades ópticas dos tecidos e do comprimento de onda utilizado.

O primeiro é a reflexão, que consiste simplesmente no redireccionamento do feixe para a superfície do tecido, não tendo qualquer efeito no tecido alvo. A segunda interação é a absorção da energia do laser pelo tecido alvo pretendido. A terceira interação é a transmissão da energia do laser diretamente através do tecido, sem qualquer efeito no tecido alvo. A quarta interação é a dispersão da luz laser que enfraquece a energia.[18] A interação laser-tecido é um processo fotofísico que pode ser classificado em termos de intensidade crescente dos efeitos biológicos como bioestimulação, fotocoagulação, fotoablação, processo fotoquímico e fotodisrupção.[41]

As potenciais utilizações do laser de rubi em medicina dentária foram investigadas pela primeira vez por **Stern e Sognnaes (1964)** e **Goldman et al (1964)**. Começaram os seus estudos de laser em tecidos dentários duros, investigando a possível utilização de um laser de rubi para reduzir a desmineralização subsuperficial. Após as experiências iniciais com o laser de rubi, os clínicos começaram a utilizar outros lasers, tais como os lasers de árgon (Ar), de dióxido de carbono (CO_2), de neodímio: ítrio-alumínio-granada (Nd:YAG) e de érbio (Er):YAG.[46] O laser pode ser utilizado para substituir os instrumentos dentários tradicionais para uma variedade de objectivos. Estes podem ser utilizados eficazmente em medicina dentária devido à sua capacidade de cortar, incisar e ablacionar tecidos duros e moles. Os lasers são utilizados em várias disciplinas da medicina dentária, incluindo medicina oral e radiologia maxilofacial, prótese, periodontia, pedodontia, endodontia, implantologia, medicina dentária estética e operatória e cirurgia oral e maxilofacial.

Em medicina oral, os lasers podem ser utilizados para tratar muitas lesões orais, tais como úlceras aftosas, herpes labial e gengivoestomatite, lesões e condições pré-malignas, carcinoma verrucoso e mucosite por radiação. Os estudos efectuados com o laser de CO_2 para o tratamento da leucoplasia apoiaram a sua utilização em relação aos modos de tratamento convencionais, uma vez que se verificaram danos mínimos nos tecidos adjacentes, um efeito hemostático imediato, uma excelente cicatrização das feridas, uma destruição eficaz do tecido mucoso anormal e menos complicações.

Manju Trehan, Taylor CR (2004)[94] e **Mona Soliman (2006)**[82] utilizaram excimer 308 nm e laser de díodo 980 nm para tratar doentes com líquen plano persistente. Concluiu-se que o laser pode ser muito eficaz no tratamento do líquen plano sintomático e, sobretudo, erosivo, com redução das recorrências. **Jawahar R et al**[1] utilizaram o laser de díodo, enquanto **Mohan Kameshwaran et al**[44] e **Nayak DR et al** utilizaram o KTP-532 para o tratamento da fibrose submucosa oral. O seu estudo indicou que a libertação adequada de fibras na fibrose submucosa oral pode ser conseguida com uma morbilidade mínima e resultados satisfatórios. **Robert J. Stanley, Randall K. Roenik (1988)**[86] e **Robinson**[103] demonstraram que o laser de CO_2 é eficaz no tratamento da queilite actínica. A terapia laser de baixa intensidade demonstrou ser eficaz no tratamento do herpes labial e da gengivoestomatite, da mucosite por radiação e no alívio da dor. A terapia laser de baixa intensidade tem também um efeito anti-inflamatório.[38]

Os lasers têm desempenhado um papel fundamental na evolução da prática da cirurgia oral e maxilofacial.[88] Tornaram-se indispensáveis na cirurgia oral e maxilofacial como modalidade de tratamento na cirurgia dos tecidos moles. A grande variedade de procedimentos intra-orais efectuados com o laser de CO_2 pode ser categorizada em três técnicas básicas: incisão/excisão, vaporização/ablação e hemostase/coagulação.[103]

O laser de CO_2 é essencialmente utilizado como um "bisturi ligeiro" para efetuar cortes relativamente profundos e finos e é operado em modo focalizado. Foi utilizado para tratar mucoceles e rânulas por **Frame e Mintz et al** e para sialolitíase submandibular por **Azaz et al**. O encerramento com sutura das áreas excisadas com o laser de CO_2 não é obrigatório. Devido à excelente hemostase e à baixa probabilidade de cicatrização pós-operatória, é muitas vezes aceitável permitir que as feridas com laser cicatrizem secundariamente. Devido à sua propriedade hemostática, o laser de CO_2 é ideal para o tratamento de lesões vasculares, tais como hemangiomas capilares, hemangiomas cavernosos, lagos venosos, pequenas telangiectasias e varicosidades.[103]

A uvuloplastia assistida por laser (UVA) é indicada principalmente para o tratamento do ressonar e do fenómeno da apneia obstrutiva do sono. **Lauretano et al (1997)** concluíram que a UAL é eficaz para o ronco, mas ineficaz para todos os graus de apnéia do sono. **Armstrong et al (1999)**, em um estudo subjetivo, mostraram que houve uma melhora significativa na qualidade de vida após a UAL em pacientes que roncam habitualmente. Mas **Osman et al (2000)** não mostraram diferença significativa na melhora do índice de ronco.[87]

O ambiente aquoso da articulação não permite a utilização de laser de CO_2 ou Er:YAG porque o líquido sinovial absorveria a energia do laser antes do contacto com o tecido da articulação. Por conseguinte, estes lasers não eram úteis para o tratamento de perturbações da ATM. O laser Ho:YAG é facilmente transmitido através da água e apresenta danos térmicos mínimos, sendo bem absorvido pelos tecidos. Assim, os procedimentos como a discectomia, a diskoplastia, a sinovectomia, a hemostase, a contração da fixação posterior, a eminectomia e o desbridamento da anquilose fibrosa podem ser realizados em regime ambulatório.[89]

As cicatrizes atróficas são melhor tratadas com laser Er:YAG e CO_2. Estes lasers fazem a ablação do tecido superficial e provocam a desepitelização utilizando água como cromóforo. Suavizam as depressões na pele e estimulam a necrocolagénese para preencher o defeito residual.[56] No entanto, foram observados vários efeitos secundários e complicações. As complicações incluem eritema intenso, edema, secreção serosa, infeção, milia, hiperpigmentação e hipopigmentação de início retardado.[89]

A aplicação do laser em periodontia começou no início da década de 1960 com o desenvolvimento dos lasers de árgon, dióxido de carbono e neodímio-ítrio-alumínio-garnet (Nd:YAG). O grande avanço seguinte no desenvolvimento da tecnologia laser para utilização em tecidos moles foi a introdução de um sistema de entrega por contacto para o laser Nd:YAG em 1984.[39] Os lasers utilizados na terapia periodontal incluem o árgon, o dióxido de carbono, o Nd:YAG, o díodo, o Er:YAG e o excimer XeCl. Estão a ser utilizados para o recontorno de tecidos moles, desbridamento sulcular, hemostase, ablação de tecidos moles, remoção de grandes massas de tecido, efeitos bactericidas em bolsas, curetagem, desepitelização, ablação fina de tecidos moles, incisão, anestesia de tecidos moles, dessensibilização radicular, cirurgia de implantes de segunda fase, cirurgia ablativa óssea, alongamento de coroas de tecidos moles, biópsias excisionais, soldadura de tecidos moles e frenectomia.

Os lasers em medicina dentária conservadora podem ser utilizados para a deteção precoce de cáries. No entanto, o estudo realizado por **Benedetto MD, Antonson DE (1988)** utilizando o laser de CO_2 para detetar cáries nas fissuras oclusais e comparando-o com o método tradicional de exploração com um explorador, concluiu que o diagnóstico não era consistente nem com o explorador nem com o laser.[75] Os investigadores demonstraram que o Diagnodent, introduzido na década de 1990, é útil na deteção de lesões incipientes e, por conseguinte, na intervenção precoce e num procedimento amigo do paciente. No entanto, este dispositivo tem algumas limitações, tais como a coloração extrínseca que pode interferir com o sinal e não consegue detetar cáries secundárias adjacentes a restaurações. Assim, os resultados devem ser utilizados em conjunto com outros dispositivos clínicos.

Estudos demonstraram que o tratamento com laser de CO_2 do esmalte dentário pode inibir a progressão subsequente de cáries em laboratório até 85%, prevenindo assim as cáries dentárias. **Tagomori S (1989)** comparou a aplicação de flúor com o tratamento com laser e concluiu que a aplicação de flúor após a irradiação com laser causava um aumento notável na resistência ácida do esmalte.[90] **Patel et al (1996)** utilizaram o laser de CO_2 pulsado e verificaram que havia um aumento da resistência ácida quando a avaliaram através da análise química húmida.[68]

Vários tipos de laser, tais como os lasers Er:YAG, Er:YSGG e Er,Cr:YSGG, são normalmente utilizados na preparação de cavidades e na remoção de cáries. **Niemz MH (1995)**[63] utilizou o laser de estado sólido de picossegundos Nd:YLF e **Collete et al (1997)** utilizou o laser Er:YAG para procedimentos em tecidos duros. Concluíram que era seguro e eficaz na remoção de cáries, na preparação de cavidades e no condicionamento do esmalte.[21] Na endodontia, o laser é utilizado para o diagnóstico pulpar, hipersensibilidade dentinária, capeamento pulpar e pulpotomia, esterilização de canais radiculares, modelação e obturação de canais radiculares e apicectomia.[46]

Os lasers podem desempenhar um papel importante no controlo dos tecidos moles durante a terapia ortodôntica. São utilizados no tratamento da hiperplasia gengival secundária ao tratamento ortodôntico, na exposição de dentes impactados, em fibrotomias crestais, no condicionamento ácido do esmalte e na polimerização de resinas. Embora a resistência das ligações gravadas a laser não seja melhor do que a obtida com ácido, é possível uma precisão muito maior na demarcação do local da gravação. No entanto, **McCaffrey et al (1992) e Allen (1993)** descobriram que a temperatura intrapulpar era suficientemente elevada para causar inflamação pulpar localizada e possíveis danos irreversíveis à polpa quando os lasers eram usados para ajudar a condicionar o esmalte ou a descolar braquetes ortodônticos de cerâmica.[21,56]

Os lasers são utilizados em dentisteria fixa, removível e de implantes numa grande variedade de procedimentos em tecidos moles para melhorar a estética, melhorar o resultado da impressão e fornecer uma base para o aparelho de restauração. Na prótese dentária removível, o laser é utilizado para o tratamento cirúrgico de rebordos inadequados e tecidos moles sem suporte, tuberosidade alargada, exostoses de toros e lesões de tecidos moles. Na prótese fixa, a retração gengival antes da impressão final e o alongamento da coroa clínica podem ser conseguidos com laser.[21]

O laser de CO_2 é uma ferramenta extremamente útil no armamentário do cirurgião oral e maxilofacial para a cirurgia de implantes. É um meio eficaz de revelar implantes e gerir defeitos nos tecidos moles peri-implantares e tecidos hiperplásicos.[103] A energia do laser de CO_2 não é absorvida pelo implante e também é reflectida para longe da superfície. A revelação de implantes na segunda fase da cirurgia pode ser conseguida com o laser em modo focado.

Independentemente do comprimento de onda utilizado, os lasers em medicina dentária oferecem uma variedade de vantagens. Uma vez que o laser veda os vasos sanguíneos, oferece um campo operatório seco e uma excelente visibilidade, reduzindo o tempo operatório. Para além disso, o laser sela os vasos linfáticos, o que resulta num inchaço mínimo no pós-operatório. Os lasers oferecem a capacidade de ultrapassar curvas e dobras na cavidade oral e podem vaporizar, cortar e coagular tecidos. Com a utilização de lasers, a dor é reduzida, provavelmente devido à selagem das fibras nervosas. As hipóteses de trauma mecânico são reduzidas, a cicatrização é mínima e raramente são necessárias suturas. Também provocam uma redução da contagem de bactérias. Para além destas vantagens, a maior vantagem do laser é a elevada taxa de aceitação por parte dos doentes.[60]

CAPÍTULO 15

<u>**RESUMO E CONCLUSÃO**</u>

Laser é um acrónimo de Light Amplification by Stimulated Emission Radiation (amplificação da luz por emissão estimulada de radiação), que consiste num invólucro tubular, cavidade ótica, meio de iluminação, fonte de energia da bomba, sistema de arrefecimento, sistema de distribuição e painel de controlo. O meio de iluminação pode ser sólido, líquido ou gasoso, produzindo fotões e luz.

É utilizada uma fonte de energia eléctrica, química ou térmica/ótica para excitar ou bombear os átomos no meio de laser para os seus níveis de energia mais elevados, necessários para o procedimento que funciona nos modos de contacto e sem contacto, bem como nos modos focado e desfocado. Inicialmente, o laser de rubi dos anos 60 era utilizado em medicina dentária. Mais tarde, os médicos começaram a utilizar outros lasers, como o de dióxido de carbono, árgon, grupo do érbio, díodo, cloreto de xénon e Nd:YAG.

A medicina dentária, tal como outras profissões da área da saúde, está a passar por grandes transições. Nesta área da medicina dentária em rápida mudança, o laser pode ser uma ferramenta muito útil para os médicos dentistas. Os lasers tornaram-se um raio de esperança na medicina dentária. Tem aplicações em todos os domínios da medicina dentária, incluindo a medicina oral e a radiologia maxilofacial, a prótese, a periodontia, a pedodontia, a cirurgia oral e maxilofacial, a endodontia, a implantologia e a medicina dentária estética e operatória. O estado da arte de alta qualidade tem sido empregue em vários procedimentos, tais como no diagnóstico, o laser é utilizado para examinar as cáries e o fluxo sanguíneo pulpar utilizando a fluxometria laser Doppler. A terapia com laser suave é amplamente aplicada em doenças da mucosa oral e na doença da articulação temporomandibular. Os lasers cirúrgicos são aplicados em cirurgias pré-protésicas, condições pré-cancerosas, lesões vasculares, lesões pigmentadas e cirurgia de tumores. Na dentisteria de restauração, os lasers podem ser utilizados para a remoção de cáries incipientes e para a preparação de cavidades. Assim, no futuro, os lasers poderão substituir as brocas mecânicas

Quando utilizado de forma eficaz e ética, o laser é uma modalidade de tratamento excecional. O principal fator a ter em conta ao tomar a decisão de utilizar o laser na prática diária será a compreensão da forma como os comprimentos de onda do laser interagem com os tecidos orais, juntamente com uma apreciação da forma como essa utilização pode melhorar a gestão dos doentes. O decurso operatório e pós-operatório sem sangue, a ausência de suturas, a dor pós-operatória mínima e a elevada aceitação por parte dos doentes ajudam a tornar os lasers uma alternativa muito vantajosa às modalidades de tratamento convencionais, como o bisturi ou a eletrocirurgia. À medida que cada vez mais clínicos e investigadores descobrem as vantagens que os lasers têm para oferecer, a presença de lasers no consultório dentário tornar-se-á cada vez mais comum. No entanto, o laser não é uma varinha mágica, mas quando utilizado eficazmente com conhecimentos e formação aprofundados, dá resultados retumbantes e esta tecnologia moderna pode trazer uma revolução no campo da medicina dentária num futuro próximo.

CAPÍTULO 16

BIBLIOGRAFIA

1. **Adams TC, Pang PK**. Lasers em medicina dentária estética. Dental Clinics of North America 2004;48(4): 833-860.

2. **Adrian JC**. Efeitos na polpa do laser de neodímio - Um relatório sobre o laser. Oral Surgery1971;44(2):301-305.

3. **Arora H, Pai Keerthilatha M, Maiya A, Vidyasagar MS, Rajeev A**. Eficácia do laser de He-Ne na prevenção e tratamento da mucosite oral induzida pela radioterapia em doentes com cancro oral. Oral Surg Oral Med Oral Pathol Oral Radiol Endod 2008;105:180-186.

4. **Arturo Martmez-Insua, Luis da Silva Dominguez, Francisco Guitian Rivera, Urbano A. Santana-Penm**. Diferenças na adesão a superfícies de esmalte e dentina tratadas com ácido ou laser de Er:YAG. Journal of Prosthetic Dentistry 2000;84:280-8.

5. **Barak S, Katz J**. Utilização do laser de dióxido de carbono para localizar pequenos sialólitos. Journal of Oral and Maxillofacial Surgery 1993;51:379-8.

6. **Benedetto MD, Antonson DE**. Utilização do laser de CO_2 para a deteção visível de cáries nas fissuras do esmalte. Quintessence International 1988;19:187-190.

7. **Benedittis MD, Petruzzi M, Pastore L, Inchingolo F, Serpico R**. Laser Nd:YAG para gengivectomia na síndrome de Sturge-Weber. Journal of Oral and Maxillofacial Surgery 2007;65:314-316.

8. **Brandon MS, Strauss RA**. Complicações dos procedimentos com laser de CO_2 na cirurgia oral e maxilofacial. Clínicas de Cirurgia Oral e Maxilofacial da América do Norte. 2004;16:289-299.

9. **Castro DJ, Saxton RE, Soudant J**. O conceito de fototerapia com laser. Otolaryngologic Clinics of North America 1996;29(6):1011-1029.

10. **Catone GA, Alling CC**, Editores. Laser application in Oral and Maxillofacial Surgery. W.B. Saunders company.

11. **Catone GA**. Lasers em cirurgia dentoalveolar. Clínicas de Cirurgia Oral e Maxilofacial da América do Norte 1993;5(1):45-61.

12. **Ceballosa L, Osorioa R, Toledanoa M, Marshall GW**. Microinfiltração de restaurações

de compósito após tratamentos de cavidades com ácido ou laser Er-YAG. Dental Materials 2001;17:340-346.

13. **Chandler NP, Pitt Ford TR, Watson TF**. Padrão de transmissão da luz laser através de dentes molares cariados. International Endodontic Journal 2001;34(7):526-32.

14. **Chau ACM, Li TKL, Wong J**. Um estudo aleatório duplamente cego para avaliar a eficácia de um colimador guiado por laser na formação em radiografia dentária. Radiologia Dentomaxilofacial 2006;35:200-204.

15. **Chu FWK, Silverman S, Dedo HH**. Tratamento da leucoplasia oral com laser de CO_2. Laryngoscope 1988;98:125-130.

16. **Cobb CM, McCawley TK, Killoy WJ**. Um estudo preliminar sobre os efeitos do laser Nd:YAG em superfícies radiculares na microflora subgengival in vivo. Journal of Periodontology 1992;63:701-707.

17. **Coleton Stuart**. Lasers em Periodontia Cirúrgica e Medicina Oral. Dental Clinics of North America 2004;48(4):937-962.

18. **Coluzzi DJ**. Uma visão geral do comprimento de onda do laser em medicina dentária. Dental Clinics of North America 2000;44(4):753-765.

19. **Coluzzi DJ**. Fundamentos dos lasers dentários: ciência e instrumentos. Dental Clinics of North America 2004;48(4):751-770.

20. **Convissar RA**. Lasers em medicina dentária geral. Clínicas de Cirurgia Oral Maxilofacial da América do Norte 2004;16: 165-179

21. **Cozean Collete, Arcoria J Charles, Pelagagalli James, Powell L**. Odontologia para o século 21st . Laser de Erbium:YAG para dentes. Journal of American Dental Association 1997;128:1080-1084.

22. **Daniel MD, Hill JS**. A history of photodynamic therapy. Australian New Zealand Journal of Surgery 1991;61:340-348.

23. **Ebihara A, Tokita Y, Izawa T, Suda H**. Fluxo sanguíneo pulpar avaliado por Laser doppler flowmetry num dente com fratura radicular horizontal. Oral Surg Oral Med Oral Pathol Oral Radiol Endod 1996;81:229-233.

24. **Eppley BL, Kalenderain K, Winkelmann T, Delfino JJ**. Reparação de enxertos do nervo facial: sutura versus anastomose assistida por laser. Jornal Internacional de Cirurgia Oral e Maxilofacial 1989;18:50-54.

25. **Eugénio LA**. Integração de lasers numa gestão de tecidos moles. Dental Clinics of North America 2000; 44(4):811-820.

26. **Eversole LR, Riziou I, Kimmel AI**. Resposta pulpar à preparação da cavidade pelo sistema hidrocinético alimentado por laser de érbio, crómio: YSG. Journal of American Dental Association 1997;128:1099-1106.

27. **Fausto Chiesa et al**. Excisão de leucoplasias orais por laser de CO_2 em regime ambulatório: um procedimento útil para a prevenção e deteção precoce de carcinomas orais. Tumroi 1986;72:307-312.

28. **Featherstone John DB**. Deteção e prevenção de cáries com energia laser. Dental Clinics of North America 2000;44(4):955-970.

29. **Fisher SE, Frame JW**. Os efeitos do laser cirúrgico de dióxido de carbono nos tecidos orais. British Journal of Oral Maxillofacial Surgery 1984;22:414-425.

30. **Frame JW**. Cirurgia com laser de dióxido de carbono para lesões orais benignas. British Dental Journal 1985;158:125-128.

31. **Frame JW, Morgan D, Rhys Evan PH**. Ressecção da língua com laser de CO_2: os efeitos da radioterapia anterior nas complicações pós-operatórias. British Journal of Oral and Maxillofacial Surgery 1998;26:464-471.

32. **Francis Chionchio**. A utilização de lasers no tratamento de lesões vasculares e pigmentadas. Clínicas de Cirurgia Oral e Maxilofacial da América do Norte 1998;10(1):141-154.

33. **Frentzen M, Koort HJ, Ingbun Thiensiri**. Excimer lasers em medicina dentária: possibilidades futuras com tecnologia avançada. Quintessence International 1922;23(2):117-131.

34. **Gabi Kesler**. Aplicação clínica de lasers durante a reconstrução protética removível. Dental Clinics of North America 2004;48(4):963-970.

35. **Gimbel CB**. Procedimento a laser para tecidos duros. Dental Clinics of North America 2000;44(4):931-954.

36. **Gooris PJJ, Roodenburg JLN, Vermey A, Nauta JM**. Evaporação a laser de dióxido de carbono da leucoplasia do lábio inferior: uma avaliação retrospetiva. Oral Oncology 1999;35: 490-495.

37. **Grace S**. O papel dos lasers na medicina dentária cosmética. Dental Clinics of North America 2000;44(4):831-850.

38. **Grace S, Tuner J**. Terapia laser de baixa intensidade em medicina dentária. Dental Clinics of North America 2004;48(4):1061-1076.

39. **Herbert IB**. Utilização de lasers em periodontia. Dental Clinics of North America 2000;44(4):779-791.

40. **Ishikawa I, Aoki A, Takasaki AA**. Aplicações potenciais do laser Erbium:YAG em periodontia. Journal of Periodontal Research 2004;39:275-285.

41. **Joseph SR**. A física do laser cirúrgico. Clínicas de Cirurgia Oral e Maxilofacial da América do Norte 1997;9(1):33-47.

42. **Kafas P, Theodris M, Dionysopoulus D**. O branqueamento dentário com laser de díodo melhorou a luminosidade do esmalte: Um caso de fotometria digital. Research Journal of medical sciences 2008;2(4):182-184.

43. **Kahraman SA**. Terapia laser de baixa intensidade em cirurgia oral e maxilofacial. Clínicas de Cirurgia Oral Maxilofacial da América do Norte 2004;16:277-288.

44. **Kameshwaran M, Raghavan D, Kumar RSA**. Tratamento cirúrgico do trismo devido a fibrose submucosa oral - Lise de bandas fibróticas com o laser KTP-532. Indian Journal of Otolaryngology and Head & Neck Surgery 2006;58(3):229-231.

45. **Kessel D**. Photodynamic therapy of neoplastic disease (Terapia fotodinâmica da doença neoplásica). Clínicas de Cirurgia Oral e Maxilofacial da América do Norte 1997;9(1):73-84.

46. **Kimura Y, Wilder-Smith P, Matsumoto K.** Lasers em endodontia: uma revisão. International Endodontic Journal 2000;33:173-185.

47. **Koslin M**. Laser applications in temporomandibular joint arthroscopic surgery (Aplicações do laser na cirurgia artroscópica da articulação temporomandibular). Oral Maxillofacial Surgery Clinics of North America2004 ;16: 269-275.

48. **Lee Dae-hyun**. Aplicação do laser em periodontia: Uma nova abordagem no tratamento periodontal. Diário Médico de Hong Kong 2007; 12(10):23-25.

49. **Lou Reinisch**. Física do laser e interação dos tecidos. Otolaryngologic Clinics of North America 1996;29(6):893-913.

50. **Lou Reinisch, Robert H. Ossof**. Introduction-Laser applications in otolaryngology (Introdução-Aplicações do laser em otorrinolaringologia). Otolaryngologic Clinics of North America1996 ;29 (6):891-914.

51. **Maiman TH**. Radiação ótica estimulada em rubi. Nature 1960;187:493-494.

52. **Martin E**. Lasers em implantologia. Dental Clinics of North America 2000;44(4):999- 1016.

53. **Matsumoto K**. Lasers em endodontia. Dental Clinics of North America 2000;44(4):889-906.

54. **Mattson JS, Blankenau R, Keene JJ**. Utilização do laser de árgon para tratar o crescimento excessivo da gengiva induzido por medicamentos - Relato de um caso. Journal of American Dental Association 1998;129:78-83.

55. **Mercer C**. Lasers em medicina dentária: Uma revisão. Parte 1. Dental update março de 1996:74-79.

56. **Mercer C**. Lasers em medicina dentária: Uma revisão. Parte 2: Diagnóstico, tratamento e investigação. Dental Update/abril de 1996:120-125.

57. **Meurman JH, Hemmerele J, Voegel JC, Rauhamaa-Makinen R,** Transformação de hidroxiapatite em fluorapetite por irradiação com laser de CO2 de alta energia. Caries research 1997;31:397-400.

58. **Meyers TD**. Lasers em medicina dentária. Journal of American Dental Association 1991;122(47):47-50.

59. **Midda M, Renton-Harper P**. Lasers em medicina dentária. British Dental Surgery 1991;11:343-346.

60. **Miserendino LM, Pick RM**, Editores. Lasers em medicina dentária. Quintessence Publishing 1995.

61. **Morlock BJ, Pippin DJ, Cobb CM, Killoy WJ**. Os efeitos da exposição ao laser Nd:YAG nas superfícies radiculares quando utilizado como adjuvante do planeamento radicular: Um estudo in vitro. Journal of Periodontology 1992;63:637-641.

62. **Nayak DR, Mahesh SG, Aggarwal D**. Role of KTP-532 Laser in management of Oral Submucous Fibrosis (Papel do laser KTP-532 no tratamento da fibrose submucosa oral). Journal of Laryngology and Otorhinology 2009;123(4):418-21.

63. **Niemz MH**. Preparação de cavidades com o laser de picossegundos Nd:YLF. Journal of Dental Research 1995;74(5):1194-1199.

64. **Parker MH, Cameron SM, Hughbanks JC, Reid DE**. Comparação dos contactos oclusais na máxima intercuspidação para duas técnicas de moldagem. Journal of Prosthetic dentistry 1997;78:255-259.

65. **Parker S**. Introdução, história do laser e produção de luz laser. British Dental Journal 2007;202:21-31.

66. **Parker S**. A utilização de lasers em prótese fixa. Dental Clinics of North America 2004;48(4):971-989.

67. **Parkins F**. Lasers em odontologia pediátrica e do adolescente. Dental Clinics of North America 2000;44(4):821- 830.

68. **Patel AR, Damle SG**. O efeito do laser de CO_2 na resistência ácida do esmalte dentário humano: Uma avaliação por análise química húmida e microscopia eletrónica de varrimento. Journal of Indian Social and Preventive Dentistry 1996:31-35.

69. **Piccione PJ**. Segurança do laser dentário. Dental Clinics of North America 2004;48(4):795-807.

70. **Pick BM, Pecaro BC, Siberman CJ**. A gengivectomia a laser. A utilização do laser de CO_2 para a remoção da hiperplasia de fenitoína. Jornal de Periodontologia 1985;56(8):492-496.

71. **Pick RM**. A utilização de lasers para o tratamento de doenças gengivais. Clínicas de Cirurgia Oral e Maxilofacial da América do Norte 1997;9(1):1-18.

72. **Pogrel MA**. O laser de dióxido de carbono na cirurgia pré-protética de tecidos moles. O Jornal de Odontologia Protética 1989;61(1):203-208.

73. **Powell GL, Blankenau RJ**. Cura a laser de materiais dentários. Dental Clinics of North America 2000;44(4):923-930.

74. **Rafetto Naro**. Lasers na terapia periodontal inicial. Dental Clinics of North America 2004;48(4):923-936.

75. **Ramsay DS, Artun J, Bloomquist D**. Cirurgia ortognática e fluxo sanguíneo pulpar: Um estudo piloto utilizando a fluxometria doppler a laser. Journal of Oral and Maxillofacial Surgery 1991;49:564-570.

76. **Rice JH**. Lasers em dentisteria fixa, removível e de implantes. Dental Clinics of North America 2000;44(4):767-778.

77. **Ries WR, Speyer MT**. Aplicações cutâneas do laser. Otolaryngologic clinics of North America 1996;29(6):915-929.

78. **Roodenberg JLN, Panders AK, Vermey A.** Carbon dioxide laser surgery of oral leukoplakia. Oral Surg Oral Med Oral Pathol Oral Radiol Endod 1991;71:670-674.

79. **Rossman JA.** Desepitelização a laser para uma melhor regeneração de tecidos guiada: Uma mudança de paradigma. Dental Clinics of North America 2000;44(4):793-810.

80. **Shoji S, Hariu H, Horiuchi H.** Alargamento do canal com laser Er:YAG utilizando uma ponta de irradiação em forma de cone: Journal of Endodontics 2000;26(8):454-548.

81. **Smith TA, Thompson JA, Lee WE.** Avaliação da dor do paciente durante o tratamento com laser dentário. Journal of American Dental Association 1993;124:90-95.

82. **Soliman M, Kharbotly Ahmed EL, Saafan A.** Tratamento do líquen plano oral com laser de díodo (980nm). Um estudo clínico. Jornal Online de Dermatologia do Egito 2005;1(1:3):1-12.

83. **Spencer P, Trylovich DJ, Cobb CM.** Caracterização química de superfícies radiculares com lased utilizando espetroscopia fotoacústica com transformada de fourier. Jornal de Periodontologia. 1992;63:633-636.

84. **Spivey JD.** Lasers e implantologia dentária. Clínicas de cirurgia oral e maxilofacial da América do Norte 1996;8(3):347-359.

85. **Stabhloz A, Helft SS, Moshonov J.** Lasers em endodontia. Dental Clinics of North America 2004;48(4):809-832.

86. **Stanley RJ, Roenik RK.** Queilite actínica: tratamento com laser de dióxido de carbono. Mayo Clin Proc 1988;63:230-235.

87. **Strauss RA.** Lasers no tratamento do ressonar e da apneia ligeira do sono. Clínicas de Cirurgia Maxilofacial Oral da América do Norte 2004;16: 255-267.

88. **Strauss RA.** Lasers em cirurgia oral e maxilofacial. Dental Clinics of North America 2000;44(4):851-873.

89. **Strauss RA, Fallon SD.** Lasers na cirurgia oral e maxilofacial contemporânea. Dental Clinics of North America 2004;48(4):861-888.

90. **Tagomori S.** Combined effects of laser and fluoride on acid resistance of human dental enamel Caries Research 1989;23:225-231.

91. **Talsania Jawahar R, Shah Umakant B, Shah Ajay I.** Utilização do laser de díodo na

fibrose submucosa oral com trismo: estudo clínico prospetivo. Indian Journal of Otolaryngology and Head & Neck Surgery 2009;61(1):22-25.

92. **Taylor RT, Shklar G, Roeber F**. Os efeitos da radiação laser nos dentes, polpa dentária e mucosa oral de animais experimentais. Oral surgery Oral medicine Oral Pathology 1965;19(6):786-795.

93. **Thomson PJ, Wylie J**. Cirurgia laser interventiva: um instrumento cirúrgico e de diagnóstico eficaz no tratamento do pré-cancro oral. Jornal Internacional de Cirurgia Oral e Maxilofacial 2002;31:145-153.

94. **Trehan M, Taylor CR**. Laser Excimer 308-nm de baixa dosagem para o tratamento do líquen plano oral. Arquivos de Dermatologia 2004;140:415-420.

95. **Vander Hem, Eqees M, vander Wal JE**. Evaporação do laser de CO_2 do líquen plano oral. Jornal Internacional de Cirurgia Oral e Maxilofacial 2008;37(7):630-633.

96. **Vander Hem PS, Nauta JM, vander Wal JE**. Os resultados da cirurgia com laser de CO_2 em pacientes com leucoplasia oral: Um seguimento de 25 anos. Oral Oncology 2005;41:31-37.

97. **Walsh LJ**. O estado atual da terapia laser de baixa intensidade em medicina dentária. Parte 1. Aplicação em tecidos moles. Australian Dental Journal 1997;42(4):247-254.

98. **Walsh LJ**. O estado atual da terapia laser de baixa intensidade em medicina dentária. Parte 1. Aplicação em tecidos duros. Australian Dental Journal 1997;42(5):302-306.

99. **Walsh LJ**. O estado atual da aplicação do laser em medicina dentária. Australian Dental Journal 2003;48(3):146-155.

100. **Walsh LJ**, Perham SJ. Fusão do esmalte utilizando um laser de dióxido de carbono: Uma técnica para selar fossas e fissuras. Odontologia preventiva clínica 1991;13(3):16-20.

101. **White JM, Goodis HE, Setcos JC**. Efeitos da energia do laser Nd:YAG pulsado nos dentes humanos: Um estudo de acompanhamento de três anos. Journal of American Dental Association 1993;124:45-51.

102. **White S, Pharoah M.** Oral Radiology: Principles and Interpretation-5th edition. Publicação Elsevier 2004.

103. **Wlodawsky RN, Strauss RA**. Cirurgia intra-oral a laser. Clínicas de Cirurgia Maxilofacial

Oral da América do Norte 2004;16:149-163.

104. **Yamamoto H, Okabe H, Ooya K, Hanoka S**. Efeito do laser nos tecidos orais vitais: Uma investigação preliminar. Jornal de Patologia Oral. 1972;1:256-264.

105. **Zola M, Rosenberg D, Anakwa K**. Tratamento de uma rânula utilizando um laser Er,Cr:YSGG. Journal of Oral Maxillofacial Surgery 2006;64:823-827.

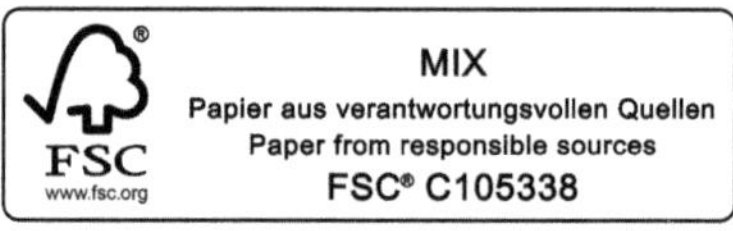

Printed by Books on Demand GmbH, Norderstedt / Germany